U0660031

中医养生

公开课

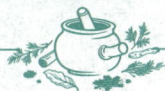

曾培杰 ◎ 著

曾培莉　陈创涛 ◎ 整理

辽宁科学技术出版社
LIAONING SCIENCE AND TECHNOLOGY PUBLISHING HOUSE

拂石医典
FU SHI MEDBOOK

图书在版编目（CIP）数据

中医养生公开课 / 曾培杰著. -- 沈阳：辽宁科学技术出版社, 2025. 5. -- ISBN 978-7-5591-3861-3

Ⅰ. R212

中国国家版本馆CIP数据核字第202492Z0Z8号

版权所有　侵权必究

出版发行：辽宁科学技术出版社
　　　　　北京拂石医典图书有限公司
地　　址：北京海淀区车公庄西路华通大厦 B 座 15 层
联系电话：010-88581828/024-23284376
E－mail：fushimedbook@163.com
印 刷 者：河北环京美印刷有限公司
经 销 者：各地新华书店

幅面尺寸：170mm×240mm
字　　数：226 千字　　　　印　张：14.25
出版时间：2025 年 5 月第 1 版　印刷时间：2025 年 5 月第 1 次印刷

责任编辑：陈　颖　　　　　　责任校对：梁晓洁
封面设计：君和传媒　　　　　封面制作：君和传媒
版式设计：天地鹏博　　　　　责任印制：丁　芰

如有质量问题，请速与印务部联系　联系电话：010-88581828

定　　价：69.00 元

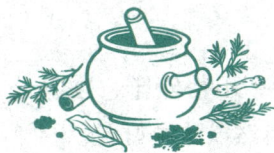

前 言

养生有几个大原则，持而恒之，寿康可期！

第一是饮食有节，主要是清淡素食。

一小学生，经常湿疹瘙痒，治到后来都没有信心了，还有点抑郁，严重影响了正常的生活和学习。

这个家庭的饮食以肉食为主，偏爱海鲜，更喜冷饮，还不爱运动。

我们建议调整饮食结构，吃素不吃肉，少油少盐，戒冷饮，天天去晒太阳出汗，不到一周，湿疹就去了七七八八，还没有吃药就搞定了。

第二是起居有常，主要是早睡早起。

一女孩，平时经常出状况，不是头痛就是胃痛，不是精神亢奋睡不着觉，就是白天困乏无力，月经也错乱不准时，工作经常换，居无定所，老是害怕生大病，经常往医院跑，但问题却越治越多。

一问才知道，她是一个作息不规律，吃饭不准时，白天经常睡觉，晚上却熬夜刷手机的人。

我们建议她先早上五点半起床，中午最多只能睡三十分钟，晚上尽量早睡，准时吃饭。

她坚持一个星期后，身体越来越好，很多问题都没有了，平时吃的药也扔了，她说自从早起后，她像校准了生物钟一样，也开始吃早餐了，然后去锻炼，也重新开始看书学习了，晚上睡觉时间都提前了，自信会越来越好，活到九十九！

第三是不妄作劳，主要是劳逸结合。

一中年男子，晚上睡不着觉，半夜起来刷手机，吃宵夜，精神憔悴，忧心忡忡，身体每况愈下。

因为当下生意难做，他经常苦思破局，劳神过度，不得安宁，在办公室一坐就是一整天，屁股都不挪一下，气血下不来，自然没法睡好觉。

于是叫他白天多去赤脚走路晒太阳，多劳作，打扫卫生。

坚持一段时间后，他慢慢地能睡个好觉了，更可喜的是生意也好了，这大概是身心流动强大起来了，外在的事业也跟着变好吧！

第四是恬淡虚无，主要是清心寡欲。

一富商，得了厌食症，看见农民工干完活大口吃饭就羡慕不已：如果自己能吃这么香就好了。

他什么都有，不愁吃穿，但偏偏没法吃好，看见食物就不想吃，但为了身体，也只能勉强咽下去，很是苦恼。

建议他撤掉山珍海味，锦衣玉食，吃穿简朴，有钱的时候要懂得过穷日子！

他过回艰苦创业时的勤俭生活，白米馒头，青菜豆腐，粗布素衣，睡硬板床，把多余的钱财用于公益事业，身心清净，每天乐呵乐呵，吃得很香，睡得很安，哪有什么厌食症！

第五精神内守，主要是闭目养神。

一教师，好为人师，说话很多，眼睛干涩，胸闷，腰膝酸软，睡眠很浅，中风一次，好在发现及时，没留下多少后遗症。

建议他少说话，少操心他人，多向内观，多闭目养神，有空就静坐几分钟。

他把精气血一内守，就像充电一样，身体渐好，精神渐足，心情渐安，讲话也不多，一有时间就闭目养神，或静坐，或拍打，或按摩，这样向内求的生活方式，哪有什么病痛烦恼啊！

养生愈病只要把握住这五大原则，可以说是胜券在握，活到天年百岁也不足为奇！

携此书，愿天下苍生皆能建立此天人合一的自然生活，愿大家多吃素，多晒太阳，多爬山，多打赤脚，多早起晨练……多做有益身心的事！

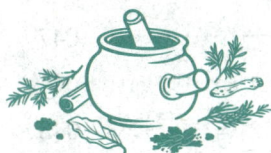

目 录

第一篇　中医人生

第二篇　健康人生

第三篇　小儿十论

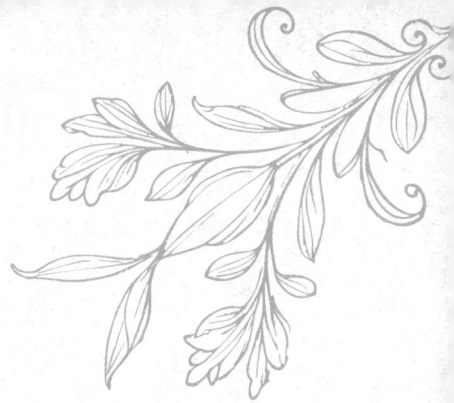

第一篇

中医人生

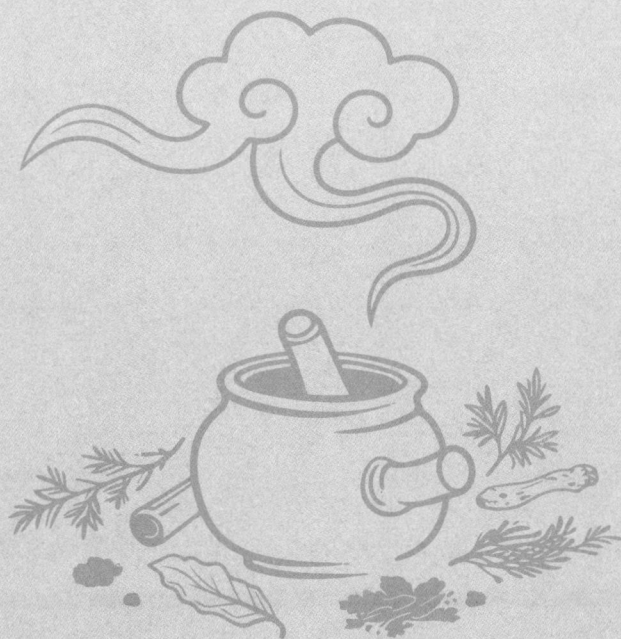

第一章

五常养五脏

第一节　什么是五常

这节课讲的东西非常珍贵，它珍贵到什么程度？有人说千金不卖，那不是，是万金不卖。

这节课听过后，就拥有了跟癌症做斗争的武器，就是说这节课如果你听懂了，家里有一些大病恶病都不怕，因为你有方法，就怕你没方法。

> 张仲景的《伤寒论》里讲："夫天布五行，以运万类，人禀五常，以有五藏。"

五常是什么？五常就是五种伦常，五种很正常的东西，历经千秋不会改变的。仁、义、礼、智、信五样。所以你们今天学到这五样，就可以满载而归了。

现在开始跟大家讲这五常是怎样为五脏，基本上大家听我讲过后，回去看一个人的行为，就知道他对应的脏腑好不好了。

一、仁养肝

仁是养肝的。肝主春令，仁是发芽的。"凡是人，皆需爱，天同覆，地同载"，所以人爱万物，就是说一个人有不杀和慈爱仁爱的心，他的肝会很好。你看那些肝癌患者，十个中有九个脾气差。

　　之前有两个肝癌患者来找到我。我跟学生说："我可以预测他们哪个活的更久。"学生说："怎么可能，现代科技都不可能测出活多久。"我说："我们中医可以。"

　　他们两个刚坐下来，我就问他们有哪些人值得他们去感恩、报答的。一个想了很久也想不出来，另一个就想到他家人跟他的朋友，并且说了很多人。我说这个有仁爱之心的不容易死掉。这个人到现在还活着，医院判他只能活半年，现在过了两年了。另一个仁爱之心不够强的，半年后去世了。

　　所以，古籍上讲的仁养肝一点都没错。

　　凡是患了癌症大病，要少吃红肉。

　　你会发现经常吃这些肉类的人脾气很容易暴躁。有位朋友说："最近好容易发脾气。"我说："很简单，你只要少吃肥甘厚味的东西，多吃素，像淮山药、地瓜、板栗、核桃，脾气就会变小。"因为这些植物叫静物，静物静物，吃了心平气静，动物动物，吃了心动心躁，所以这就是它的道理。

　　现在很多父母想要孩子读书名列前茅，拼命把最好的山珍海味给孩子吃，这是天方夜谭。想要孩子读书好，要给他吃菜根，清斋淡饭，萝卜青菜，这个才能保平安。为什么？我们古人讲："咬得菜根，则万事可做"，你只要咬那个菜根香，你吃粥都很香，那么无论做什么事情，你都能做得成。

　　现在什么营养都不缺，缺的是吃苦耐劳的精神。很多人问自己的孩子是缺铁、缺金还是缺钙。我说："都不缺，缺的是吃苦耐劳的精神，缺的是清斋素饭。"所以你只要看孩子在凳子上滚来滚去坐不住的，就让他回去吃素。吃全素他就坐得住。所以小儿多动症很好治，让他多亲近大自然，多吃绿色的蔬菜水果，他就能安静下来。

　　广西有一个多动症患儿来到我们这里，在接下来的一个月里，一点肉味都不让他沾，吃全素。回到家里，他父母发来短信问孩子怎么变化这么大，问我给他吃了什么药，我说："吃了青菜萝卜药。"

　　所以说现在很多父母觉得孩子不好带，首先需要解决饮食这一关，你越给他吃煎炸烧烤，大鱼大肉，他就越跟你拍桌子。因为那些能量他不通过脾气发出来，他的身体受不了。所以要给他吃清斋淡饭，仁养肝啊！

　　有人说："江山易改，本性难移。"难移是因为你没方法，有方法你就容易移了，怎么移呢？

我刚才讲的饮食，蔬果偏多，肉制品偏少。你们看，老虎吃什么？吃肉，它的牙齿是什么？尖的。牛吃什么？吃草，它牙齿都是平的。那人呢？有多少颗牙齿？常人有三十二颗，有多少颗尖的？四颗尖的，上下各两颗，其余二十八颗是平的，等于说我们一个月里头啊，其实你吃二十八天素，两三天吃肉这是最正常的。一个星期吃一两天肉是正常的，剩余四五天你就全吃素。像以前我们父母辈那年代，他们吃肉吃的比我们都少，但是他们干的活比我们都多，而且他们没怎么吃药，身体壮得像牛一样。因为他们做到了两点，第一干活多，第二吃肉少。

二、礼养心

礼为什么能够养心？我在学校的时候看到同学们去打饭，发现他们很多人打饭会去抢道，凡是抢道的人都心烦气躁。还有开车，有些人超车，反复超，凡是喜欢超车不让的人，心脏最容易堵塞。为何？

> 因为让一让，心就宽一宽，争一争，心就长一长，所以争堵争堵，让开让开，有个词语叫让开，一让就开。

你看两个心脑血管疾病的人过来，一个人过来说"好，你先来看病"，另一个说"我先来，你到后面去"，争先恐后的心烦气躁，礼让三分的人心平气静。

我们没学医前，都要学相人之术，一看他的相貌就知道他的心，望闻问切，望乃首位，怎么望？

我看一个人如果非常急躁，一堂课他都静不下来，那他这一辈子会有很多磕磕碰碰。如果他能像母鸡孵蛋一样静下来，那接下来他就好事连连，为什么？

相书上讲："心和气平，可卜孙荣兼子贵。"意思是你心平气和了，就可以卜算到你的子孙会大富大贵。"才偏性执，不遭大祸必奇穷。"你的才华很偏，性格很直，很顽固，很躁，那你不是遭到大祸、车祸，那就是超级的贫穷，老是赚不到钱，做什么都亏。别人赚了，你去跟就会亏，为什么？

因为躁啊！所以躁的人心脏不好，他整个脸色也不好。所以一个人印堂发黑，最近要么赶紧去献血，要么去帮人，不然？不然接下来会有大病。这是屡试屡验的。

碰到两个心脏病的患者，一个是司机，另一个是旅馆的老板，他们去揭阳医院检查，医生都说要搭桥，他们两人就来问我该怎么办。

其中做司机的这位，他以前经常开快车，一开快车，心就很躁，过后就开空调对着心脏吹，又急躁，又跟别人争，静脉就扭曲了，空调又凉，吹了后静脉扭曲得更厉害，医生说心脏血管已经堵塞了，要去搭桥。他说他现在养家糊口都难，搭桥以后每个月还要几百上千块钱的药物来维持，没办法，他说："我宁愿死了都不去。"

另一个说："哎，搭桥嘛，多少钱啊？不就是常规的费用再加每个月一千八百块，很简单嘛。"他开旅店有大把的钱，他就去了。结果呢？旅店老板搭桥手术后脾气还是很躁，因为他觉得他是老板，老板高高在上，员工讲什么他都听不进去，很烦躁。

那个司机，我跟他说："你只要记住三句话，我保你心脏病将来都不会发作。"最后他跟我说："医生你讲的三句话太对了，我只要照着这三句话一做，我这一个星期心脏就很好，我只要一违背这三句话，我的心脏就不舒服，哈哈！"他说这三句话真神啊，哪三句话？这三句话贴到家里，照着做，家里将来可以省一百万的医药费。

第一句，说话慢。说话要慢，你看那个说话像机关枪一样，哔哔啵啵的，那个心很急躁，有句话叫，急火攻什么？攻心啊！所以有个病人说话很快，我说："你老容易口腔溃疡。"他说："医生真神。"问我怎么知道的，我说："心急急火攻心，心开窍于舌，所以舌头容易烂。"每到考试前，大家着急复习，嘴角烂得很快。越着急复习，烂得越快。急火攻心啊！所以你就赶紧买一些清热降火的药来吃，立马奏效。但是你不放松，它随后又起来了，所以急火攻心。

凡是我听到说话很急的，我就给他开竹叶或蒲公英或黄连，或莲子心，一下去心火一降，他睡觉才会安。

第二句，吃饭慢。他说他以前吃饭不会超过三分钟，我让他现在吃饭要用三十分钟，你用三分钟来吃饭，你的心脏就用三分钟，你用三十分钟来吃饭，你的心脏就用三十分钟。所以吃饭你用三分钟你的心脏就用三年，你吃饭用三十分钟心脏用三十年。他说："哇，那以后吃饭一定要吃久一点。"我说："对，试着吃久一点。"以前每次吃完饭，他必须躺下来，不躺下来他受不了。他现在吃完饭再去干活都没事了。这一条很重要，凡是心脏不好，吃饭要慢，细嚼慢咽。有个俗语叫"蚁多咬死象，蚂蚁搬大石"，蚂蚁能搬大石头，能啃木头，因为它是细嚼慢咽的慢功夫。有些人消化不好，你只要彻底地嚼了，吃饭不讲话，吃得很慢，你的胃就养得很好。

第三句，走路开车慢。这一条他认为好难做到。我说你做到后心脏就舒服了。以前他开山路用二三十分钟，他现在用四十分钟，他说这样心脏就很舒服。不去跟别人争，宁慢三分钟也不争那一秒，所以一让就开，一让百脉开，一争百脉窄啊！

所有心脏病患者，病情再严重只要做到这三条，它都会变轻。即使病情再轻，如果你做不到这三条，病情也会加重。所以这堂课啊，只要听懂这三条，说话慢，吃饭慢，走路开车慢一点，你的病就会好转！

> 丽江古城有一个老阿婆，有个旅游的年轻人跟她一起走，她看老阿婆走得慢悠悠，他问老阿婆身体又不差，为什么不走快一点？老阿婆跟他说，"年轻人，人生的终点是什么？"年轻人说"人生的终点不就是死亡嘛""好，既然是死亡，我为什么要走那么快！"
>
> 所以说我宁愿用慢的节奏多活十年，活的快不如活的久，事业干的大不如干的长。命很长吃的饭自然就多了。现在红白喜事你拼命吃有什么用？吃不到70岁、80岁，我慢慢吃，我就吃到七分饱，结果我吃到100岁还有的吃。

所以说有的时候家里有东西，多让邻居吃，都送给别人，心脏就会很好。所以叫好心肠，好心肠，好心就好肠胃。

这个司机的心脏病一直也没再犯；而那个去做搭桥的老板，连路都走不了，经常心悸心慌，都不敢出来运动，常呆在家里，而且每个月都要吃药，不能断，所以他说："哎呀，早知道当初听你的就好了。"明明两个人都是要搭桥的，一个就靠养生把病养好了，一个就靠吃药病都没有好。

三、信养脾

要想脾胃好，必须要诚信，讲话有信用，不妄语。我告诉大家这是百试百验的。一个人如果老爱说假话，他的胃就不好。一个人胃再不好，他实话实说，讲真话，不去欺瞒别人，不去骗人，他的胃慢慢会变好。

有一个胃溃疡患者，经常肚子胀，他问我该怎么办，我说："好简单，给你开陈皮佛手茶，你拿回去泡，记住有一条，讲话要诚信，你的胃就会好。"他刚开始不相信，因为他是做生意的，俗话说无商不奸。

然后我给这个人讲了一个故事：

> 古代有一个商圣级的人叫胡雪岩，他当时创办了"胡庆余堂"这个大药房，他的药销往江南，而且生意很好。好到什么程度呢？好到别人来买药，他这边没有卖的。一次有人来买虎骨，要治疗跌打伤，那个采办的管事就想店里没有虎骨，如果不做成这单生意，他就要到别人家去买，那就亏了。然后他偷偷去采豹骨，用豹骨来代替虎骨卖给他，他还很得意，赚到了一大笔钱。
>
> 告诉胡雪岩后，胡雪岩勃然大怒，要赶他走。他一听，愣了，说他是这里的老功臣，为这里卖命，做牛做马付出这么多，没有功劳也有苦劳。胡雪岩说："你看似帮我，其实在害我，你这样做赚了一时的钱，但是你把我招牌抹黑了。"所以他立马开了一次会议，并写下"真不二价"的金字招牌。
>
> 就是说，这个药品会保真，不欺骗别人，价格也不会降低。结果他的药品价格不降，反而生意做得很好。为什么？因为诚信。以前他肠胃老不好，后来胡雪岩因为这件事情，肠胃也变好了，因为立了这块匾后，从右读是"真不二价"，从左读是"价二不真"。所以这张匾可以让你生意兴隆，可以让你财源广进，可以让你身安而道荣，身安而财广。

这个商人深刻领悟到了故事的含义，他吃了陈皮佛手茶以后，胃就好过来了。所以说一个人老打妄语，他的胃都是扭曲的；他讲真话，他的胃是很通达的。所以你们慢慢就会体会到："凡出言，信为先，诈与妄，奚可焉。"

四、义养肺

讲义气的人肺都很好，不讲义气自私自利的人肺活量一般好不到哪里去。那些比较讲义气的人，他的肺活量比较好，胸比较开阔，这个叫作义薄云天啊！云跟天都是肺的相，如果不讲义气，经常插朋友两刀的，容易得哮喘，也容易肺不好。所以容易咳嗽的人，要多做一些帮朋友的事，拍胸脯说："这个我来。"那你的肺慢慢就好了。"诶，这个我闪开，你来，我不干。"这个肺就好不到哪去。所以敢担当的叫作有魄力，肺主魄，一个人有魄力，肺就会很好。

> 我有一个朋友，经常感冒，一个月总要感冒一到两次，有时感冒后会手脚痹痛，两三天都下不了床，经常打吊瓶，他问我该怎么办，我说："好简单啊，我带你去帮人，帮朋友，为朋友两肋插刀。"然后带他去干活，爬山，提高肺活量和个人的魄力。他半年长胖了十来斤，以前容易感冒，每个月都要吃药，现在三年过去了，也很少感冒。

通过这件事我体会到，不管玉屏风散、桂枝汤、银翘散再厉害，可是这个人不讲义气，身体就好不到哪去。所以做人不能没有义气啊！因为没有义气叫作"没心没肺"啊。所以肺很重要。如果偶尔觉得肺气堵塞，容易咳嗽，你就抓两味药，枳壳跟桔梗，升降肺气，各10克，加一点姜枣来泡茶、煮水，一吃肺就好。

为什么要加姜枣？因为姜枣可以调和脉象，调和气血。像咳嗽、吐浓痰、肺部胸肋痛，还有偶尔震荡伤了，如开车震荡伤，或者被空调吹伤了，吃下去就好了。这是保健的，叫保肺汤。

五、智养肾

仁、义、礼、信都有了，还缺一个智，智慧能够养肾，因为肾主水。人体五官哪个最高？五官眼、耳、鼻、舌，哪个最高？有人说眼睛，有人说耳朵，都没有错。它们都是占据高位的，也就是说人天生眼睛跟耳朵在上面，说明了什么？

说明多用眼睛观察、多用耳朵去听的人聪明，叫上等人用眼跟耳，下等人老用嘴巴去问，这个不懂，那个不懂，老用嘴巴讲。

所以这个人聪明不聪明，你一看就知道。

> 有的时候传统文化中心厨房里做义工的那个大厨，会把那些不停问问题的义工赶走，为什么？他说："这也问，那也问，不会用眼睛吗？"
>
> 他说他以前去学厨，师傅哪容许他问，就用眼睛看，问一句就骂一句，后来他养成了用眼睛跟耳朵去学习，师傅的行为用眼睛看、用耳朵听就知道了。他说如果通过跟他讲才把事情做到位的，只是普通弟子，如果不跟你讲，能用眼睛看、耳朵听就把事情做好，这是真弟子，真会学！

中医为什么讲肾主骨，生髓，开窍于哪里？耳，所以耳朵伶俐的人、善用耳的人肾比较好，能够生智慧水。所以为什么说真的做学问包括养生你要多听少说，少说可以养真气，多听可以明辨是非，而不是多问，这点很重要。

有个人耳朵老容易鸣响，我问他是不是话很多，他说自己一天到晚话很多。我让他试试把话减少一半，耳朵就不响了。他说不可能，我说不试怎么会知道？然后第二天他就少讲话了，第三天就更少讲话，多干活，耳鸣就没有了。他问这是什么道理，我说这叫作能量分布原理，你嘴巴一直讲，耳朵就缺少能量。嘴巴一闭上，耳朵能量就足，它就不会响，这个就是很重要的一条。

还有一个人耳朵老是响，我说："吃补中益气丸，耳朵就不响了。"为什么？因为他有胃下垂，他平时话非常多，多到什么程度？别人讲什么他都听不进去，而且他老容易插别人的话，别人讲两句，他就插进去。像这种性格的人，能量消耗得很厉害，能量不足了，不足则鸣，不平则鸣，平则不鸣。所以用补中益气丸，吃下去，耳朵就不响了。

第二节　保身四要

第一，慎风寒。

慎风寒就是要谨慎风寒吹到我们的身体。

前两天有一个朋友问我身体劳累了可不可以去游泳，我说："体质强就人欺水，体质弱就水欺人。"

意思是你很兴旺的时候，水是助你的，你很衰的时候，水是打你的。他就不相信，去游泳，一游泳回来，浑身关节僵硬疼痛。

问我该怎么办，我说："尝到这个苦果了吧，用桂枝汤。"凡是跳到水里受寒冷导致关节疼痛的，就用桂枝汤，桂枝、白芍、生姜、大枣、甘草五味药，熬浓浓的汤，如果还气虚，再加一点党参，吃完一剂药，关节就不痛了。

如果他这一剂药不吃，时间久了，他的关节就会僵硬，以后就会得关节炎。所以好多关节炎其实就是年少时受风寒没有及时排出去，长年累月积压在那里而导致的。你受一两次风寒没事，去游一两次泳没事，但是你长年累月身体虚了还去游，水寒进身体，那就有事了。

所以我们学了中医就应该知道，病刚刚进到身体时就应该及时把它们赶出去，这个就是高明，所以高明的医生是治小病。什么意思呢？就像最善于救火的绝对不是等到森林着大火了才去救，而是在初起的时候灭火，就像踩灭一个烟头。

就像在公司单位里最受欢迎的人永远不是最会解决问题的，而是防止问题发生的，这个是有远见啊！

所以你们以后如果搞不到桂枝汤，也简单，用生姜一把，大枣一把，加点红糖一熬水，只要游泳后回来将这水喝下去，以后关节就不会僵硬了。所以游泳者一定要慎风寒。

第二，节饮食。

早上我听到一个女孩子说头晕，晕了一个上午，我跟她说："你赶紧拿黄荆子，家里叫埔姜，埔姜蜜就是布荆子、黄荆子，炒过后，煎水。"

因为女孩子体质大多偏阴的，所以黄荆子要炒过拿来煎水。

为什么要用这个？因为她跟我讲前天去参加了一场喜事，到那里喝了酒，吃的又是肥甘厚腻，回来后就浑身不舒服，头晕目胀。我们当地客家人有个习惯，身体不好的老人要少去参加红白喜事，参加一次身体就差一次。我告诉你，你若懂得下面这个道理，你去参加十次都没事。

什么道理？你去参加了，什么东西都别吃，就只吃白饭，保证你去十次都不会吃撑胃，谁能把白饭吃到撑胃呢，这个一定是很少的。一吃米饭，满桌都是菜，什么都想吃，都吃进来胃会撑得不舒服。

我之前就跟大家讲了："饥时吃饭饭是宝，饱时吃饭饭为毒啊。"所以天下第一毒的，绝对不是砒霜，也不是鹤顶红，因为每年被砒霜、鹤顶红毒死的人太少，屈指可数，但是每年因过量吃饭"毒死"的人却很多。

吃饭怎么能毒死人呢？就是你天天吃撑，积久了它就伤人，所以我们说"饱食一顿损三天寿命"。我叫她找一味药既可以消食化积又可以发寒、通便的，就是黄荆子煮水，上午喝，下午火一去，她说："已经好了，很舒服。"

所以说凡是红白喜事回来过后，你就用黄荆子煮水，一壶喝下去就没事了，这就化解了红白喜事导致的各种障碍。这一招叫节饮食，非常管用。

所以我们五经富镇还有灰寨等最出名的包粄，很多包粄店如果不放点埔荆茶、黄荆子茶，生意都做不起来。

为什么呢？因为别人去你店里，没有这个茶，他只能吃两个包粄，有了黄荆子茶，他可以吃四个。这个黄荆子茶一喝下去，你吃三四个都不容易吃撑。你平时只能吃一两个，但是吃三四个还想吃，因为它能开胃纳食，能够化解肠道的积滞。所以当肠道积滞引起的头晕目眩又快要感冒的时候，黄荆子茶一喝下去，就好了，所以它可以散风气，又能够消饮食。

第三，惜精神。

要爱惜我们的精神。有个小孩子从大城市回来，他觉得鼻塞很容易感冒，我说："这个太简单了。城市里的人经常熬夜，熬夜的人身体不好，你们一家统一九点钟睡觉。九点钟一睡觉，那鼻塞的感觉就没了。连续早睡七天，鼻塞就好了。"

好多人只早睡了三天感觉没效，连续早睡七天，抵抗力就会焕然一新，因为人的身体，血是七天一换，七天是一个周期，所以要惜精神，早睡养精神，熬夜耗精神。

孩子如果体质差，并且他晚上还玩手机、熬夜，他这个体质很难恢复。一旦早睡了，精气神就来了。

第四，戒嗔怒。

我告诉大家，情轻病亦轻，你越容易激动，病越容易加重。

我曾接诊过一个老师，他的颈椎病很严重，我问他是不是经常跟他的顶头上司、领导较劲，他说："你怎么知道？"因为我听他说话，我话还没讲完，他话就顶过来了。说明一个人话很快、心火很旺的，他喜欢跟别人顶撞，静脉就容易扭曲，扭曲不通就会痛。

所以这种颈椎病，它表面上是颈椎病，实际上就是心胸不够开朗。所以我用四逆散加葛根汤，三剂药就把颈部两三年的僵硬痛彻底消除了。

我和他说："想以后颈椎病再也不发作，很简单，一句话你听得进去，一辈子受益——触来莫与竞，事过心清凉。"这是《增广贤文》上讲的，就是别人触犯了你的时候，不要与他计较，事情一过，心自然就平静下来。

"触来莫与竞，事过心清凉"，他说这句话太好了，说到他的心坎上去了。后来他还带其他老师来看病，他的颈椎病也很少再发作了。所以如果你有颈椎病，还老爱跟别人顶撞较劲的，很难好，你一旦不跟别人顶撞较劲了，这个就好得快。所以要戒嗔怒。

好，这个就是我们复习的保身四要。

📗 现场答疑

≫ 1. 眼花掉头发

问：为什么四十至五十岁的时候容易出现眼花、掉头发？

答：我们看一下，为什么人一过四十岁左右，就容易掉头发或者眼花？或者就是说腿脚没那么利索？

《黄帝内经》讲："人过四十，阴气自半。"过了四十，你身体的精气神就减少一半，所以这个时候要怎么办，才能把头发养起来？

人过了四十以后，就像你的车，本来你的车开二十年的，你已经开了十年了，开十年过后，车子本来开一百码的，你现在就要开六十码，你再开一百码，车就会散架。

所以这个时候呢，我们要讲话慢，走路慢，吃饭慢，细嚼慢咽，然后睡觉睡得沉，头发就会越来越不容易掉。所以养头发要靠什么？要靠你的行为动作，而不仅仅是靠医药。

可以打一些黑芝麻或者核桃的浆，服用过后，可以补肾壮发，但同时必须配合"不要着急"。以前我老师说，人到中年万事满，人一到中年过后，焦头烂额，下面有孩子，上面有老人。有一个词语叫"焦头烂额"，也就是说人焦虑过后，头发掉得很厉害。

你会发现焦虑症或者抑郁症的人一梳头，头发掉得很厉害。因为焦头烂额，你都烧焦了。所以想要头发好，心情切莫焦啊。这句话你们记住，"想要头发好，心情千万不要焦"。

>> 2. "三高"、"四高"

问：曾医师，现在很多人有"三高"甚至是"四高"，很多人年轻的时候就有血压高、血糖高、血脂高还有尿酸高，请问这是一种什么样的情况造成的呢？有预防的方法吗？

答：这个问得太好了，这是一个时代病。我们已经进入了一个快生活的时代，已经到了一个人没有耐性的时代，你看等车或者看电视、刷手机，慢了一秒都急的不得了。就是说人一着急就处于内耗状态，很凶的，人一平静，就处于充电状态，很补的。

有人说吃老母鸡补不补？我说："你心静下来，白米最补，你心不静下来，吃老母鸡也补不了。"所以这种焦虑状态会引起血压高，如果焦虑，吃饭又很快，还没有嚼就吞下去，会引起血脂高，如果焦虑的同时还生气，再喝两杯酒，胆固醇就会高，如果在酒桌上海鲜鱼翅又往肚子里吞，胆固醇还会继续升高。

所以你如果不懂养生，平时的胡吃海喝就是在造病，叫造病运动，现在很多人天天在造病运动。大家只要不着急，放慢一点，血压就稳定了，尿酸也降下来了。

我治疗过一个尿酸达800μmol/L的患者，半个月就把尿酸降到400μmol/L，吃什么药呢？土茯苓100克，牛大力30克，炒薏苡仁100克，就这三味药，我叫他煮水天天喝。他当时痛风痛到脚没法迈步，我对他说，只要喝了这个，且不要看电视，不要着急，喝了一天比一天好。

半个月后，他觉得很舒服，到医院测尿酸，医生问他吃了什么药尿酸降得这么快，这么好。他说就曾医生开的这三味药。牛大力补腰肾，炒薏苡仁跟土茯苓排湿毒，腰肾补足，湿毒排出，尿酸就降下来了。这个方子非常好，但是必须配合"你不要焦虑"，要懂得过一种慢生活。

还有高血压，你看现在人是不是坐凳子的时间比以前干活的时间都长，现代人很多是"屁股一族"，为什么呢？我们经常碰到病人，他不是心烦就是胃痛，要么就腰痛，要么就头晕，为什么？

有一个高血压患者，收缩压160mmHg，他问要不要吃降压药，我说看他要不要运动，要运动就不用吃降压药。我让他每天下午去打赤脚走一两公里，他刚开始打赤脚一步都走不了，我让他坚持一下，走完一两公里以后，开始走三四公里，到后来一个下午打赤脚走十公里都没问题。再一量，收缩压降至120mmHg，他的儿子都不相信，高血压怎么没吃药就降下来了，他说医生叫他多走路，少坐。就这一招。

现在高血压患者那么多，因为吃的太油腻而且坐在那里不动。所以我们的时代病就只有一个病，在我眼中这"三高""四高""五高""六高""七高""八高""九高"就只有一个问题，四个字——"好吃懒动"。"好吃"会让你血脉堵塞，"懒动"会让你经络不通，所以"好吃"加上"懒动"，血压、血脂、血糖等不得不高啊！

那么，我们面对"三高"有什么办法？有一招，可以降"三高"同时还可抗衰老，这一招叫作"两手托天理三焦"，因为可以同时练到上焦心肺、中焦脾胃、下焦肝肾。所以大家可以站起来，这一招太宝贵了，你们看，手从这个肚腹处慢慢升起来，两只手升起来的时候像托塔李天王一样，如果你想要效果更好，你可以托一个砖头，我告诉你当你托三个砖头能顶到十五分钟不倒的时候，你"三高"就会变成"两高""一高"，你就赚到了，就这一招。

如果五分钟、十分钟都托不了的，因为他心脏不行了，他腰不行了，所以我们怎么检查？摆一个动作，我就能看出你脏腑怎么样，中医检查不看电脑，也不看化验数据指标，就看看你一个动作能坚持多久。你能顶五分钟、十分钟还没事，说明你十年身体都很不错。

双手张开，回指并拢，拇指与手掌成直角，这是两手托天理三焦，一托上去，这个胸部就开了，一托上去，胃升降就好了，一托上去，肚腹的气就足，所以你的手似乎有些酸麻胀痛，其实你的经脉已经打通，这个动作每天做十五分钟，你会发现降压药、降糖药不用吃那么多了，血压、血糖都能降得很快，所以未来新时代的医疗，一定是锻炼加上药物，就像车的两个轮，鸟的两个翅膀，缺一不可。只练不医，或者只医不练都是不全面的。所以真正要身体好，身体棒，就两招：病了要吃药，病了要锻炼。

>> 3. 癌症

问： "请问曾医生，得了癌症就等于判了死刑吗？"

答： 不，我跟你们讲个道理。有人判了死刑，他为什么还可以死缓、从轻发落，甚至出狱呢？

就看你在监狱里怎么表现，表现得很好，能够重新再来，你这个人生就会重新改变轨迹。

有一个癌症患者，他在大医院也没办法治疗了，他说"哎呀，死我也不死在城市里，我要死在家乡"。他回到家乡，钱也没怎么带，就跟家里的老农叙叙旧事，跟他们一起种田，他也没告诉别人自己得了癌症，以前十二点都不睡觉，农村一到八九点，跟老阿婆一起睡觉。然后等到早上，五六点老阿婆起来干活，他也起来跟老阿婆一起干活，这样不知不觉两三年，他说："哎呀，不是说要死了嘛，我再去检查一下。"检查后这个癌症没有扩散，而且还缩小了。

他和医生都很奇怪，医生问他在哪里治的，他说："没有治，就是回到村里生活。"那医生说："是不是上次拍错了。"哈哈！不是拍错，没有拍错，检查数据是正确的，只是他的生活轨迹改变了。

所以癌症患者只要懂得过一种"与世无争，与人无求"的生活，身体就有可能恢复的。怎么说呢？癌细胞最怕两样东西。

第一，它怕身体氧气很足。 因为癌细胞大多是厌氧细胞，你越是坐在卧室里，不去空气流通的地方，癌细胞长得越快。所以到大自然田地里，在空气含氧很足的地方，人就活的很有活力。你看为什么金鱼缸不打氧，金鱼很容易翻肚子，而天气一变化，水塘里不打氧，那些鱼统统翻肚子，一打氧它就不翻肚子。所以说与其到健身房，不如到大自然呼吸新鲜氧气，这样寿命就延长了。

第二，它怕碱性的饮食。酸性的大鱼大肉它很喜欢，一吃下去，癌症很容易扩散。而吃碱性的植物蛋白，能够让癌细胞扩散变慢。这个癌症患者到农村以后，吃的是粗茶淡饭，呼吸的是新鲜空气，所以他的病症得到控制，而且最重要的就是"与世无争，与人无求"啊，这八个字你如果掌握好了，大病改变就有了希望，有了曙光。

>> 4. 黑眼圈

问：我怎么总是有黑眼圈？敷了眼膜也不管用？

答：我告诉大家黑眼圈涉及到美容的问题，黑眼圈十个人有九个睡觉质量都不好，要么熬夜，要么睡觉翻来覆去，要么多梦。睡养眼，睡觉不好，你的眼圈就不好。所以有什么办法可以让黑眼圈迅速缓解呢？

第一个用普通的面膜可以缓解你的皮肤问题，是治标。真正治本是运动锻炼，打赤脚。打赤脚徒步，你可以从下午开始运动，直到感觉眼睛周围的皮肤出汗，新陈代谢加快，脸上的黑气就会减少。因为人体很奇怪，血气流通得越快速，身体就越有光泽。

你懒洋洋不动，就一团死气，先是黑眼圈，最后印堂都会发黑。所以凡是黑眼圈的人，下午都要去跑步一个小时，先慢跑，然后由慢跑到快跑，等你跑得越来越轻松，腿脚越来越轻快，跑一个小时都不知疲累的时候，你的黑眼圈就好了一半，所以这一条非常重要。

而且黑眼圈应对治的是肝，要疏通肝胆经，这个眼睛就会很好。疏通肝胆经很好的一个动作叫"春风拂柳"，你们黑眼圈要美容的人都可以练。这一招春风拂柳是解郁的，每天早上练十五分钟，双手轮流，一边要练十五分钟。你能够练到你的手不酸、不麻、不胀、不痛，你的身体就很好。

如果练十五分钟还觉得酸麻胀痛，你的身体好不到哪去，是亚健康。

真正健康的人手举千五分钟都不觉得有多困难。所以这一招 "春风拂柳" 疏肝解郁，就会有好眼力。还有黑眼圈的人要多看大自然的绿色植物，而不是看黑白屏幕。

》》5. 便秘

问： 我一直便秘，家里人总嫌我上厕所时间长，我自己也很苦恼，有什么办法呢？

答： 我们有一招治便秘效果很好。打个比方，你往笔管里塞一团纸，你甩都甩不出来，但是往桌上颠一颠，就慢慢掉下来。所以便秘就一个招法，你只要练好这个功夫，十个便秘八个可以解下来。

哪个功夫？每天清晨起来喝上一碗热的淡盐水，不要太咸，越热越好，凡是管道它碰到温暖就能通畅，碰到寒冷它就堵住。

所以喝凉水、冰饮的，便秘很难治。特别是清晨旭日东升的时候，你对着东方，喝上一碗热的淡盐水，慢慢喝，一下子喝下去没效果，要一口一口喝，大概花五分钟把它喝完。

喝完以后你就开始做这一个动作，这一招通治一切便秘，叫 "背后七颠百病消"，这一招学会你就捡到宝了。大家可以站起来，脚后跟提起来，我们看远一点，要坚持三秒钟，然后自动放下，然后再提起来，三秒钟，放下，再点起来，三秒钟，香港人很喜欢这个动作，他一踮起脚跟，就能坚持10～15分钟。

有人问小孩才三四岁，便秘怎么办？需要你带他多奔跑多运动，他肠道就能动，他四肢不动，他肠道怎么动？因为脾主四肢啊，四肢一动，肠胃就动了，你四肢不动，肠胃它就堵。

"背后七颠百病消" 的要领就是脚后跟提起来以后要顶三秒才有效，然后放下去的时候，是完全不用力，自动放下来，像自由落体一样。你一颠一颠，咸水一下去，咸能软坚。

有些人家里有蜂蜜，可以喝点蜂蜜水，如果怕凉，在蜂蜜水里放一两片姜，只要早上坚持，再加上一个动作，便秘搞定。

精彩回顾

- 天布五常，以养五脏；仁养肝、礼养心、信养脾、义养肺、智养肾。
- 饥时吃饭饭是宝，饱时吃饭饭为毒。
- 饱食一顿损三天寿命。
- 触来莫与竞，事去心清凉。
- 凡是人，皆需爱，天同覆，地同载。
- 咬得菜根香，则万事可做。
- 孩子是缺铁、缺金还是缺钙啊？我说都不缺，缺的是吃苦耐劳的精神，缺的是清斋素饭。
- 凡是喜欢超车、不让的，心脏最容易堵塞。为什么？因为让一让，它就宽一宽，争一争，它就长一长，所以一争就堵。有个词语叫让开，一让就开。
- 心和气平，可卜孙荣兼子贵；才偏性执，不遭大祸必奇穷。
- 凡出言，信为先，诈与妄，奚可焉。
- 多用眼睛观察，多用耳朵去听的人聪明，上等人用眼和耳，下等人老用嘴巴去问。
- 想要头发好，心情千万不要焦。
- 人一着急就处于内耗状态，很凶的，人一平静，就处于充电状态，很补的。
- 好吃会让你血脉堵塞，懒动会让你经络不通。
- 你喝凉水、冰饮，便秘很难治。

方药集锦

- 凡是因受寒冷导致关节疼痛的，就用桂枝汤，桂枝、白芍、生姜、大枣、甘草五味药，气虚，加一点点党参；没有桂枝汤，也可以用生姜一把，大枣一把，加点红糖一熬，开胃纳食，消食化积又可以发寒；女孩子体质大多偏阴的，所以黄荆子要炒过，再拿来煎水。

- 肠道积滞引起的头晕目眩又快要感冒的，黄荆子茶一喝下去就好。
- 颈椎病用四逆散加葛根汤。
- 心脏病不发作的方法：说话慢、吃饭慢、开车慢。
- 胃溃疡经常肚子胀用陈皮佛手茶。
- 保肺汤：肺气堵塞，老容易咳嗽，枳壳、桔梗各10克，加一点姜枣泡茶、煮水。
- 耳朵老容易鸣响且话很多的人，用补中益气丸。

眼花掉头发：

- 讲话慢，走路慢，吃饭慢；
- 黑芝麻或者核桃打成浆来服用；
- 想要头发好，心情千万不要焦。

尿酸高导致痛风没法走路：

- 土茯苓100克，牛大力30克，炒薏苡仁100克，煲水天天喝；
- 不焦虑，过慢生活；
- 血压高、血糖高：每天练十五分钟"两手托天理三焦"的动作。

癌症：

- 早睡早起；
- 像正常人一样干活；
- 与世无争，与人无求；
- 吃碱性食物，到氧气充足的地方呼吸大自然的空气。

黑眼圈：

- 每天练十五分钟"春风拂柳"的动作，疏肝解郁。

便秘：

- 喝一杯热的淡盐水（一口一口喝，大概花五分钟把它喝完）；
- 每天练十五分钟"背后七颠百病消"的动作；
- 喝蜂蜜水，怕凉加姜片。

五情伤五脏

我们上节课讲的是"五常养五脏",这节课讲"五脏最怕什么?""五情伤五脏",就是五种情绪,会把我们的五脏伤得一塌糊涂。所以听完这节课大家会眼界大开,脑洞大开。怎么说呢,因为这节课你听完后,就知道人是为什么会得病,一目了然。如果你以前没有中医的基础,那么听了这节课后,一个人他是怎么生病的,你会心中了然。

上节课讲"五常养五脏",什么养肝?仁养肝,所以春天充满仁爱仁慈、草木生生不息、郁郁葱葱的时候,肝脏是最好的。我给大家介绍一例乙肝患者,大三阳已经转小三阳,而且转氨酶由400U/L降到40U/L,他发短信给我说,很高兴,看了中医普及学堂的文章后,他经常去爬山,爬山的时候看到那些小动物觉得很开心,也再不会想去伤害他们,所以就这一个小小的举动,让他的肝非常条达、和谐,所以肝好的人一般都很亲近大自然,而且有仁爱之心。

哪个养心啊?礼养心,礼让礼让,就是说这个心因为你争斗而变得扭曲,变得狭窄,因为礼让而变得宽阔,所以我们的先辈曾公有一句名言"治心病以广大为要",就是治疗心肌炎、心慌、心悸、胸闷等心脏疾病,就是要拓宽你的心胸。我分享一个小心得,有些人他看到一点小事情,就心急火燎;而有些人呢,却无动于衷。心急火燎的人容易心慌心悸,而心胸广大的人呢,就是碰到一些大事情任凭风吹浪打,恰似闲庭信步,这个就是伟大人物的格局。

哪个养脾呢?信养脾,脾开窍于口。所以讲"言忠信,行笃敬"的人脾胃非常好,我们其实一直都很喜欢食物,不论是粗茶淡饭,还是锦衣玉食,都对,但是你如果没胃口,就不对。

以前我去义诊的时候，有些朋友很关心我，对我说："培杰啊，你要小心点，这个村里头的人不好惹。"就是说如果看不好他们的病，要找我的麻烦。我就想"究竟去还是不去"，后来我们还是决定去了。

为什么？因为我读了经典，经典里讲，当时孔子要去南方，他的弟子说千万别去，因为那边的人很野蛮，而且不讲理，然后孔夫子说："言忠信，行笃敬"，即使是野蛮之地，我照样可以通行。如果一个人言不忠信，行不笃敬，即使在一个乡里、自己的村里也会被排斥，都行不通。所以为什么说信养脾，因为那些脾胃不好的人，经常说假话，言而无信，这方面对脾胃伤害很大。

哪个养肺呢？义养肺。所以那些大义凛然、敢为朋友担当的人，肺魄力很好。我跟大家讲，为什么暑假我带孩子，可以把孩子由弱不禁风带到身强体壮，凭什么？凭一个"义"字，"义"就是担当。在田园里，我们都是先把通往田地的路修好，即使不关我们的事，我们都把它做好。

当时有一个小朋友说，不是我们田地的，为什么要割开来，我跟他讲："你担当多少，你的能力就有多少，人不是等有了能力才去担当，而是你去担当了就有能力。"

当时进山，我在山里练劈柴，我一进山，别人很好奇，读书人也会劈柴吗？别人一看果然不会，他说："你这样劈柴啊，什么时候才能劈得完？"后来，我就一天天练，把乡村的那几万斤柴都劈了，一根一根地劈。仅仅过了两三个月，我就壮了十多斤。本来拎一桶水都勉强，后来拎两桶水都没问题。手劲因为劈柴而把力练出来了。有些人只劈自己的柴，别人的柴不劈。他没有去担当，没有大义凛然，那个魄力没出来，结果干什么都吃亏。所以这是"义"。

哪个养肾呢？智养肾。你会发现肾精肾气守得好的人，非常灵光、聪明，睡觉睡得沉的人，灵感非常多。

我们晚上如果睡不沉，白天大脑就不够灵光。我们治疗很多疑难杂病，就是帮病人养肾，助其睡眠。那些大脑记忆力减退的、痴呆的患者，通过补肾、壮腰，智慧就会提高。

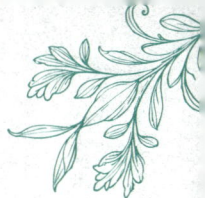

第一节　怒伤肝

🎓 案例1——脑出血

今天要跟大家讲"五情伤五脏"，哪个伤肝？怒伤肝。

去年我碰到一例很严重的患者，在家里跟邻居吵架，然后脑梗了，话都讲不出来，要送往医院。家人急着问我要怎么办，我说赶紧在他的手指和脚趾放血，记住，这一招是救命的！因为怒则气上，一个人生气就会面红耳赤，觉得脑部血管充血、在跳，心跳加速，这个时候，所有气血供不上大脑，我们要立马给他身体放一些血，将压力释放出来。

就像打车胎，打得很饱满，还继续打，很容易就爆掉，这时需要赶紧放气。放到九成，胎才能够养护好。

可以用缝衣针消毒后给他的手脚放血，刚开始放的血是乌黑色、黏稠的，直到放出鲜红的血。然后救护车把他送到医院，没多久就清醒过来了，再一量血压，正常了，没事了。

那瞬间的几秒钟，都是救命的！如果那瞬间没救好，没有及时泻火，整个脑血管一旦出血，等待他的就是轮椅。

所以今天这一招你们学到了，以后可能救一条人命，因而省掉很多麻烦。

家里有老人的，基本上都要懂这一招。不管是牙签、缝衣针，只要是尖的都可以，你看他生气过后，紧张、面部潮红，赶紧扎他手指、脚趾，只要放了血，那就像泄气的皮球，能够免除中风之忧。因为中风的抢救，只有那几秒甚至几分钟的时间，生死立判。

🎓 案例2——眼珠子暴痛

第二例就是患者出去喝酒，回来后头晕脑胀，然后又和老婆吵了一架，第二天起来，两只眼睛都是血丝，痛得不得了。

然后问我该怎么办。我说："像这种情况，喝酒加上生气引起的眼珠子暴痛，因为酒伤肝，怒又伤肝，两方面都导致肝脏的血管很嚣张，这时你们记住，只要知道这两味药，基本上碰到这种症状，一块钱就能搞定。"

大黄5~10克，生甘草5~10克，这是小泻胃汤，能够把肝肠的热毒降下去。

人体五脏哪个脏腑敢称为将军呢？是肝脏，肝就是将军之官。那百千种药里哪味药敢称将军呢？大黄，大黄就是将军、参军。所以你到药店里写"将军"，他们懂的人都会给你抓大黄，因为它专门泄肝胆火热。

他拿回去处方，只抓了三剂药，吃完一剂药，下午眼睛就不胀痛了，第二天一睡醒就没事了。他说自从知道了这个方子，以后生气都不怕了。

我说这个方子只能治标，治本还得要明白怒伤肝。我告诉大家，现在我们之所以还会生气，是因为我们对生气的伤害、副作用了解的还不够深。这堂课听完以后，你们想生气都很难啊。

🎓 案例3——口苦口干

我们看第三个例子，有一个阿婆，她在家带孙子，带一个还受得了，带两个、三个孩子的时候开始扛不住了。不是因为孙子难带，而是她没方法。

她经常跟孙子赌气，孙子往东，她偏要往西，经常这样较劲。带一个孙子时还好，后来儿子又生了孩子，带两个她就开始口苦，带到第三个时，到医院检查发现了胆结石、胆囊炎，完全是气出来的肝胆火旺。她问我该怎么办，我说不管怎么样，我这个汤方喝一剂，生气引起的口干、口苦就能好一半，喝三剂就全好了。

这个汤方可以说是我的心得之方，百用百效。只要口干口苦是因为生气而加重的，十拿九稳。柴胡15克，龙胆草5克，牡蛎20克，蒲公英20克。龙胆草是四大苦药之一，为什么要用苦药，因为中医认为苦药能降苦胆之火。你气有多大，就得生多少的苦。知道这一点后，你为什么要发那么大火、生那么大气呢？柴胡为什么要用十多克，因为十多克是疏肝解郁的，四五克是升阳的，二三十克是解表的，感冒药用重剂量，普通内科杂病它要用轻剂量，疏肝解郁就用中间剂量，刚刚好。

这个小汤方只需两元左右。她抓了五剂，我说三剂就行，她一定要抓五剂，她说她那么重了，那么久了，得加量。结果吃完以后，她把她的儿媳妇、七大姑、八大婶统统带过来了，因为她很开心，常年的口苦咽干，这个药效果最好。

她说："一剂吃下去，就感觉到这个口是甘甜的。"你看那生气得很厉害的，吃这些苦味药都觉得是甜的，所以这个汤方非常宝贵。

你平时不是生大气口苦咽干，就是生小气偶尔口干怎么办呢？海南有一个朋友，夫妻间经常吵架，闹过离婚，经常生小气，我说我给你出一招，你们每次生小气前后你就买苦瓜来清火，大家每人吃上一两条，吃完以后啊，基本上三五天不生气、不吵架，为什么呢？苦能降火啊，所以这一招非常管用。

案例4——耳朵嗡嗡作响

你们有没有发现有人耳朵嗡嗡作响？有老年人、年轻人，还有一些人喝酒过后耳鸣，有一种耳鸣叫作肝风火动，就是到外边应酬，喝酒过后，又发了脾气，然后耳朵开始嗡嗡作响，很难受。

因为人体肝胆经走在侧面，所以如果我们的肝胆经不舒服，只要拍打这个侧面，就会很舒服。

所以喝完酒过后，有一招，不用吃药都可以解酒，就是在身体侧面从头到脚拍打肝胆经，然后出点汗，酒精就解掉一半。所以这一招非常有用，它可以加强肝胆经排毒，一定要拍到感觉胀胀的，拍到出汗，效果才好。

有个朋友他喝完酒又生点气，耳朵嗡嗡作响，问我该怎么办，我让他赶紧去买龙胆泻肝丸。只要喝完酒加上急躁生气以后，怒火上攻耳朵，嗡嗡作响，就吃龙胆泻肝丸。吃了一半就好了，剩下大半瓶留着下次再吃。所以龙胆泻肝丸是专门治疗生气甚至发火引起的恶病。

案例5——偏头痛

我们再看偏头痛。有一个十年偏头痛的患者找到我，他吃止痛片已经好多年了，用药量也越来越大，但一直去不了根。头一痛起来，什么事情都做不了，连工作都要辞掉。后来，他找到我，我问他："什么时候痛得最厉害？"他说："就是生闷气的时候，特别痛。"

以后你们凡是碰到头痛的病人，一般后头痛的大都是吹了空调风冷，我们要用感冒药发汗解表，头痛就好了。前额痛大多是因为饮食积滞，贪吃，吃撑了。对于胃堵塞导致的前额痛，我们要用保和丸加白芷这些消食化积的药。

偏头痛一般跟生气关系最大，你会发现偏头痛的患者中，十个里有八九个都是容易生气、发脾气、激动，动不动就发火，性格难相处。

所以这个患者十年头痛该怎么办呢？他问我有没有更好的止痛药，我说："我没有止痛药，我只有疏肝解郁的药。"

我给他开了加味逍遥丸，他说："我一个男的，吃这个妇科调经药干什么？"我说："你虽然是男的，但是你像一个小气的妇人，哈哈！"他的同伴，没有不哈哈笑的。

同伴说："您没跟他相处过，怎么知道他的性格？"我说："他的偏头痛已经暴露了性格，因为大气的男人一般不会得偏头痛。即使偶尔偏头痛，也一下就好。凡是偏头痛反复难愈的，气量一般极其有限。所以我们要看到心量的问题，而不是止痛药的效果。"

国外研究药物喜欢走极端，拼命研究最厉害的止痛药，甚至有些药物能阻断神经，让你感觉不到痛。而我们中国不一样，我们就拼命地找头痛的原因，铲掉原因，头痛统统会消失。

他连续吃了十多盒加味逍遥丸，为什么他有信心吃十多盒？因为他觉得每吃一盒头痛都在减轻，吃到后面觉得头部像正常一样，很舒服。

我跟他讲："我说你知不知道爱生气的男子办不成大事？人啊，毁掉一个人，毁掉人生就三种气：小气、怒气、傲气。"

所以毁掉一个人，他只要养成小气，又爱发脾气，还很骄傲，听不进去别人的话，那他这一生就完了。

我为什么看人很准，那孩子在我眼前晃过去，或者跟我讲几句话，我就知道这个孩子将来大概有多大出息。你们觉得很神奇，其实对于我们中医望诊来说，一点都不神奇。中医讲究什么？三岁看大，七岁看老，中医望闻问切是通过你的言行举止，就能知道你将来的命运。

之前有三兄弟一起去拜访大文豪谢安，大哥、二哥都侃侃而谈，话很多，只有小弟安安静静在那里听，一句话都不多说，而且一点都不表现。三兄弟一走，旁边的朋友就问谢安："你看三兄弟将来哪个最有出息？"谢安说："那个不讲话的最有出息。"

为什么呢？因为他沉得住气，将来能成大气。一个人话不多，这个气量很大，而且不喜欢表现，那这个人是个人才。前面两个哥哥呢，话很多，急躁，性躁心粗，一生不及。

所以一个人性格很急躁，心很粗糙，一辈子命运大概好不到哪去。因为他总觉烦恼很多，障碍很多。一旦心性变得心平气和，那你就福寿连连，气运也随之而转。所以调整心性和修改脾气完全可以益身体、改命运。就像这个病人一样，脾气改变后，十年的头疼就好了。

所以我们有一句经典名言：

> "世上之所以有源源不断的病痛，那是因为有绵延不绝的脾气。"

什么时候你能控制自己的脾气，那你已经在身体跟疾病这场拉锯战里掌握了主动权。

以前有一位学生去请教一个大师，他问大师会不会算命。这位大师说："你看手伸出来，这边是命运线，这边是感情线，这边是长寿线，手掌一握，所有线都在自己的掌中，所以我们只要掌控自己的脾气，那么我们就能够掌控自己的命运。"

🎓 案例6——咽喉炎

我们再看咽喉炎。人很奇怪，如果今天不高兴，很容易被自己的脾气牵着走，还容易受到他人的干扰。

有个老师也是，上课的时候学生不听话，他就跟学生急，结果自己急出咽炎，最后咽喉里长息肉，医生说要割掉，我说："你想要不动刀也行。"他说："有不动刀的方法吗？"我说："当然有，你的病是怎么得来的，我们就怎么把它消去。"

他这个病就是长期生气所致，中医叫肝气郁结，所以我就用半夏厚朴汤加四逆散，吃了三十多剂，再去医院检查，咽喉的息肉消掉了，他高兴得跳了起来！所以为什么有那么多老师来找我看病，因为老师群体，最难治的就是气，百病皆生于气，这个古人讲——情轻病亦轻。如果你这个情志变轻了，你的病也就减轻了。

🎓 案例7——膝关节痛

刚才有一位同学讲他的膝关节痛，我告诉大家，我在老师那里学医期间，每年开出去的养膝盖的汤方不下数百剂。好多中老年人得的膝关节退行性病变、膝盖痛，有两方面原因：

第一，体重超标。 就是说你超重了，把膝盖压坏了，所以减肥就可以减负，减负就减重。

第二，生气。

我遇到过一例1978年生的患者，是退行性病变，膝盖已经换了关节，换关节后疼痛并没有解除。后来找到我，我说："你换关节不如换脾气。"他膝盖痛得彻夜难眠，我问他什么时候最容易痛？他说："熬夜，看电视或者久坐不动，或者焦虑生气时疼痛。"记住，凡是治病你要问其加重的原因，然后你去掉这个原因，痛就减轻。

找到原因了，就用养筋汤加四逆散。养筋汤在古籍上记载，有五味药：枣仁、熟地、白芍、麦冬、巴戟天。五味药加上四逆散一共不到十味药，他服用后觉得这个筋好像被人按摩了一样，很放松，很舒服，我给他开了七剂药，但他抓了二十剂药吃，吃了药以后，膝盖很舒服，吃了晚上就能睡好觉。第二天起来多走几公里，膝盖骨都不痛。

清代医家陈士铎的《辨证录》记载："一剂筋少舒，四剂筋大舒，十剂疼痛、酸麻之症尽除。"

我为什么知道生气是伤膝盖的呢？

第一个得益于《黄帝内经》，有肝主筋，而膝为筋之府相关内容的记载。

第二个得益于我善于观察，我发现很多学生上讲堂的时候，比较少上讲台的，一上讲台紧张到脚发抖。而且人生气以后，气的直跺脚，所以说生气首先伤到膝脚，所以紧张不安、生气，膝关节就伤得很厉害。

还有一点，我们中医药有推理思维，肝开窍于目，膝为筋之府，而肝主筋。所以当你拼命用眼睛看电视、看手机、熬夜，眼睛一直没有休息，那你膝盖骨的油就会被看空了。有一个得了膝关节退行性病变的老爷子，他退休后，天天就在家里看电视，以前没看过，统统要补回来，看到眼干涩就点眼药水，看到口干舌燥就吃补血膏，最后看到两条腿软下来，膝关节废掉了，不到七十岁就要坐轮椅。人家问他是不是中风了，他说他没有中风，就是脚没力，撑不起。

然后我跟他说："不要看电视了。"一句话给他说愣住了，以前没有一个医生跟他讲不要看电视，因为你身体强壮看三天三夜无所谓，但是你身体虚弱，那就很有所谓。就像你富有的话，你丢几千块钱不当回事，可是你穷的时候，丢掉几百元，你会觉得是天大的事。

他本身就气血两虚，加上久视伤血，而膝盖是用血来养的，就像我们的绞钳或者脚踏车，它要靠点油才能润滑，才不会生锈。那膝盖呢？需要点血，凡过度用眼，把血看干过后，他的腿就不好，痛得不得了。腿刚开始痛的时候，是提醒你要少用眼。他用了养筋汤、补中益气汤再配合不看电视，一个月就站起来了，两个月就可以到公园里遛弯了。

所以我把这个方子称为"去轮椅汤"。什么叫"去轮椅汤"？就是老年人过度用眼，筋疲力尽，就用补中益气加养筋汤，基本上可治疗所有中老年人体衰引起的膝关节退行性病变。体衰用补中益气汤，生气着急用养筋汤。

所以膝关节痛，只要是疲劳、生气加重的，这十几味药下去，没有不立刻减轻的。

案例8——焦虑手抖

我再跟大家讲一例，这例也很精彩。我们当地有一个银行的行长，他炒股票，炒到手都发抖。第一个是心理素质不过关，第二个是炒股的时候容易着急，着急过后手会发抖。抖了多久？抖了一年多。他把手放在诊台上，也一直抖。人家看到他就跑，敬而远之，以为他有大病恶病，他很郁闷，并且那些应酬、出差统统不敢去。

后来我把他治好了，他可以把所有应酬揽下来，统统都去了。我是怎么帮他治好的呢？我问他："是不是平时眼皮也容易跳？"他说："对啊。"人紧张以后，眼皮都会跳，肌肉也会莫名其妙地抽动。

我说："你这就是长期紧张、焦虑不安引起的。"他说："我去看医生，医生说我有轻度抑郁、轻度焦虑。"我说："治好你的焦虑，病起码好一半。"我用什么方？补中益气汤加养筋汤，还是这个老方子，我先给他开了十剂，他吃完过后觉得舒服，又自己抓了十剂药，然后第三次他来找我的时候，是带那些同样病症的患者让我帮他们看病。他说："奇怪，这一年多都没有好过来，就这几剂汤药治好了。"

我说："如果没把电脑、手机戒掉，早睡早起，好得没那么快。"若不是我跟他讲放松对股票的执着跟投入，也好不了那么快。他说："是啊。"针对这些精神刺激比较厉害的，要开始运动，身体就会好起来。

🎓 案例9——眼皮跳

有人说："左眼跳财，右眼跳灾。"那两只眼皮跳呢？有人说："可能赚到钱，就来了灾难，哈哈！"我碰过一例很严重的眼皮跳，怎么跳？眼皮一直跳，偶尔停一下，等一下又不停地跳，他说："一旦紧张时，眼皮跳得很厉害。"紧张、着急加重的，怎么办呢？我让他回去干两件事，眼皮跳了十来天的也可以迅速好过来。哪两件事？找到太冲穴，在足背第1、第2跖骨间、跖骨结合部前方凹陷中，使劲把它搓红，然后拿针刺出血，血一流出来，就相当于给肝脏减压了。流出几滴黄豆粒大小的血，眼皮就不跳了。他说："这么快速啊？"我说："对，就这么快速。"

然后用枸杞子跟菊花泡浓茶，喝了能疏肝解郁。菊花能解肝郁，枸杞子能养肝血。所以把血养回来，把郁闷解掉，眼皮就不跳了。这个是治疗眼皮跳的绝妙方法。第一个是扎针放血，第二个是喝养肝茶，枸杞子、菊花这两味药泡茶叫养肝茶。

案例 10——肝囊肿

还有更严重的，就是肝部长了个小囊肿，囊肿就像水泡一样。怎么办呢？一个医生得了这个病，他自己也知道，如果再严重了可能要动手术。我和他说："想不动手术也简单。"怎么简单？我教了他一招，让他天天赤脚往山上跑，赤脚跑的时候，还不能普通地跑，普通地跑没有效果，因为我知道足底按摩和人体脏腑对应图，脚底板有我们身体所有点的反应点，所以出色的按摩师一碰到你的脚底，脚中间一摸下去，很痛的，他就知道你经常生气。

所以脚中间那一排摸到硬块的，只有把这些东西踩烂后，肝部那些结就会散开。刚开始赤脚跑时，那个病人踩到沙子上痛得咬牙切齿，我说："咬牙切齿都不怕，宁愿脚底出血，也不要肝脏出问题。"他第一天踩到从头到脚都被汗浸湿了，回来后他说："从来没有睡过这么好的觉。"所以有些人说去赤脚走了，但效果平平。我说："效果平平，是没有用对方法，如果用我这种方法，看看效果怎么样。保证你就能睡得很沉。"

所以这一招很厉害，如果你不想用这招呢，还可以负重。以前人身体为什么那么好，因为挑粪水负重，打赤脚在沙地上走，身体那些郁闷之气统统被沙子给磨没了。

这个患者半年以后去检查，肝囊肿本来鸡蛋黄大小，后来变成了黄豆粒大小。医生说："基本正常了。"这一招很好用，他现在还在坚持。

所以说你们掌握了这一招，等于淘到了宝，什么宝呢？可以跟癌症叫板，可以跟大病重病较量，所以生气了你就打赤脚在沙石上跳舞吧，跳到咬牙切齿的时候，那些郁闷之气基本上就疏解了，将来就不会得大病。

案例 11——乳腺增生

有一例乳腺增生患者，她人在江西，我还没见过她本人，就把她的病给治好了。因为她的一个亲戚就是我们镇上的人，来问我该怎么办。我说："用橘子叶泡茶，然后再敲打胸胁部。"以后我们会教大家"春风拂柳，疏肝解郁敲打法"，就是生完气后，气囤积在胁部，就敲打胁部，敲打到周围阵痛，你一整天的闷气就没了。

你只需要花五分钟，就可以把长期生闷气压在胸胃里的症状解除。就是喝橘子叶泡茶，加上敲打肝胆经法。七八年的乳腺增生也可以消掉，而且以前一着急就胸胁胀的症状也没了。她说她掌握如是招法过后，一生气就把橱柜里的橘子叶拿出泡茶，敲一下肝胆经，她说："我丈夫觉得我这几个月脾气变好了，笑脸也多了。"

就是这些疏肝解郁的药加上拍打肝胆经，当你的经脉经络很通畅的时候，叫你发脾气你都不会发。就像你每天能赚到很多钱，做什么事情都顺的时候，那普通事情就惹不了你了。而经脉不通畅的时候，遇小事都会发大火。

一个怒伤肝我可以讲一天，因为这个时代被愤怒伤到的人实在太多了。

所以我今天以讲怒伤肝为主，只要把"怒"这个情绪降服，你会一辈子受益无穷。关于怎么降服，我们有很多方法，以后我会一一介绍给大家。有些人说："虽然知道生气不好，但是却做不到。"这里面是有方法的，有次第的。你只要按这些方法来，你的境界会一步步抬高，别人惹都惹不到你。

第二节　急伤心

我们继续讲急伤心。急性炎症、急性心肌梗死大部分的诱因是着急，开车快，讲话快，吃饭快，都是火，心脏本来一分钟跳不到七八十下，突然间让它跳一百多下，它会坏的，所以"急伤心"。所有的炎症上火，基本上都跟性子里带火气相关，所以有些人总是喜欢插嘴，就说明这个人带火气，着急。

有一个患者满嘴口腔溃疡，痛得饭都吃不下，吃药好了几天，几天后，溃疡又起来，这是反复性口腔溃疡。他说："什么时候谁能治好你的口腔溃疡，我拜谁为师。"当他找到我的时候，我说："中医可以治好你的口腔溃疡。"这口腔溃疡就是心火旺，要想好转只需要做到这三点，即讲话慢、吃饭慢、走路慢。

还有一个校长，他常年胃痛，他说："方圆百里的医生我都去找过，没治好。"我说："我能够开出很普通的胃药把你的胃痛治好，相信吗？"他说："试一试吧。"

我开的胃药不会超过十元钱，因为我知道最厉害的医生不是用贵药把病治好，而是用最普通的药让疾病消失于无形。我开的是四逆散加延胡索、川楝子、木香、郁金，一共八味药，他去抓药的时候感觉不可思议，三剂药才5.7元，我给他加了一个医嘱，因为他开车带我的时候，一直在超车，我说只要做到三点，病就会好。

> 第一，车不要开太快。
> 第二，饭不要吃快。
> 第三，话不要讲太快。

他讲话的时候，还没表达完他是不会停下来的，因为他口才很好。所以别人跟他讲话时，都是他占主动权。除非是医生跟他讲话，他才能听。这三样能做到，这个药我保证治好他的胃。

结果半个月以后，他把他的人际关系圈最好的朋友、老师、其他学校的校长都带到我家来，让我给他们看病。他说："真不可思议，五块多钱的药可以把我的胃病治好。"我说："五块多钱的药治好你三分，另外七分是靠自己养。"

胃病都是三分治，七分养。七分养怎么养？

讲话慢一点，吃饭慢一点，走路慢一点。

这三样慢下来，胃病就慢慢养好了。

第三节　思伤脾

刚刚我们重点讲了肝脏，只要把肝脏这个重点抓住了，病就好治了。其他四脏，我们快速带过。那什么伤脾？

思虑过度的人脾胃不好，"患"字怎么写？上面一个葡萄串的"串"，一串葡萄有多少个？有好多个，下面一个心字，就说当你的心事、杂念、乱七八糟像一串葡萄那么多，比如：我中午又要吃什么？我等下要应酬谁？我还要去做什么？一大堆想要的，患得患失。这是思虑伤脾胃。

有一个老师，他身体非常差，走楼梯他都会大喘气，他家在三楼他都想装电梯。我说这样差的身体怎么行呢？而这个老师就是思虑过度，想事情非常多，杂念纷飞。我说："我能把你的病治好，但是要注意一条，每天要少讲话，多走路。管住嘴，迈开腿，管住嘴不单要管不乱吃东西，还有不要乱讲话。"

迈开腿的意思是人运动过后，大脑不会乱想。所以思绪纷繁的时候，你就去跑步。一开始先小跑，后面慢慢把时间延长，大脑就不乱想了，胃病也会慢慢恢复。他说："以前吃半片鱼就拉肚子，现在吃整条鱼都没事了。"为什么呢？因为思虑少了，不伤脾了。

第四节　忧伤肺

那什么伤肺呢？忧愁伤肺。五经富有一个老人哮喘很厉害，因为他老是担忧他的孩子在外边的情况。

他这是忧劳伤了肺，肺主肢节，所以他关节不好，也哮喘。我让他不用担忧他的孩子，只要让他明理就好。担忧孩子把自己的身体担忧病了，反而连累了孩子。现在老人对孩子最大的支持就是把身体养好。

他把这句话听进去了，天天去爬水库，然后我给他开了四逆散加六君子汤。吃完以后气喘的症状没了，关节痛也减轻了。所以好多老年人得的哮喘或咳喘，都是因为过于忧劳忧愁。

第五节　恐伤肾

那什么伤肾？恐伤肾，意思是你一害怕，肾就变差了。所以做什么事情，不要害怕。你只要认定了这件事，就大胆地去做，身体也随之变好。

以前，我看到有个人在山里开车翻到沟里去了，满脸都是血，然后我跟朋友立马就跳下去，把他扶上来，用纸巾把血止住，然后再帮他把车给弄上来，好在司机并无大碍，慢慢地开车回去了。

有个村民看到了，问我怎么敢扶他，不怕他讹人吗？我说："我怕。"但是我为什么敢扶他？

我说："我们中华传统文化讲，见义不为非勇也。"就是说你看到这些正义的事情，你不敢去做，叫没有勇气，没有勇气叫孬种。孬种连孩子都生不出来，连后代子孙都会败光光。所以碰到一些大义的事情还害怕，你气怯了，做什么事情都很难取得成功。

即使被别人误会，那也无所谓，在两者之间我选择了勇气。所以为什么我人缘那么好？我觉得这跟我选择勇气有关系。

我不怕，所以我不会患得患失。我根本不怕我扶了他，他说："哎呀，是你推的，你要给我两千块。"这个我都无所谓。因为害怕去帮人，这个才会吃大亏。所以很多人表面不吃亏，实际吃大亏。看到老人你不敢去扶，你已经吃了大亏。所以这一条很重要，有勇气对腰肾很好。

所以那些害怕去做好事的人，不停地担心，一般腰和脚都不好。我拜访过一个老叔，我叫他金昌叔，碰到那种很穷的人生病了，他贴钱拿药都给人家看病。结果呢，有些七十多岁的老人已经拄拐杖了，而他八十多岁了，还经常去泡温泉，我开玩笑说："诶，老爷子，你怎么还没走啊？"他说："没办法，好事做多了，天不要我。"

所以大胆地行好事，就是助长你的正气。

现场答疑

》 1. 小儿遗尿多尿

问："有个小孩子五六岁还遗尿，怎么治？"

答：治疗小儿遗尿，尿多尿频的，我们一般三剂药就可以治好八成。

小儿遗尿：牛大力15克，大枣5枚，黄芪15克，金樱子15克，这四味药已经很有用了。

有一个山民说他的孩子每天晚上要解七八次小便，折腾得他没办法睡觉。几个月都是这样，各种药吃了都没效。山民都知道只要找到牛大力，配上北黄芪，小儿遗尿当天吃当天好，但之前用过了也没好。我建议他用新鲜的牛大力，结果当天挖到了新鲜的牛大力，孩子就吃了一次，当天晚上一觉到天亮，没有尿床，第二天起来解了一大泡尿。一次就治好了。所以刚好挖到新鲜的牛大力治遗尿效果是特别好的。

第二招，要带孩子多晒太阳，晒背，背部晒太阳多了以后，气会蒸腾，尿不会往下遗。

第三招，遗尿的孩子不可以给他喝冰冻饮料。那冰冻饮料一喝，尿就来了。少吃冰凉的东西，多晒太阳，再加上这个汤方，十个孩子能好八个。

》 2. 抖腿症

问："我的一个孙子现在11岁了，坐在凳子上抖腿，怎么办？"

答：《弟子规》上讲得很精彩，"步从容，立端正，揖深圆，拜恭敬"，而且行为举止都要安详，不能造作，你一坐下，脚不停地抖，这是心神不定的表现。

有两个原因，第一个就是电视、电影看多了，心静不下来，心猿意马。

第二呢，就是他血比较少，平时喝水比较少，需要多喝一些温开水，多去运动锻炼，然后要注意，俗话说"男抖贫女抖贱"，这虽然听起来有些迷信，但总抖腿，毕竟给别人的印象不好。所以这个要在志向和教育上多教导他。

我曾治疗过一个很严重的抖腿症，他抖到什么程度？抖到他控制不了，睡到床上腿都会抖，抖到晚上床像打鼓一样，最后不得已要用绳子把腿绑在床上睡觉，不然会吵到周围人。

怎么办呢？白芍30克，炙甘草15克，再加点炒薏苡仁30克，怀牛膝20克，可以加点大枣，因为大枣可以培土，土旺了就不会躁动。大枣放到7~10枚，一煮水喝下去，那腿就不会那么抖动了。这是个很特效的方子。

》 3. 脚痒脚痛

问："我的脚又痒又痛，好长时间了，有什么好的治疗方法？"

答："脚痒"就是湿毒下注，这太好治了。首先，你买湿毒清胶囊来吃，除掉湿毒，升阳除湿。其次，打赤脚满地跑。然后煲薏苡仁和绿豆汤，最好在春夏秋季喝绿豆薏苡仁汤，服用后，痒毒会发出来，身体会很通透。

　　我再跟大家讲一招，这一招也很重要。对于脚痒脚痛、郁闷、腰酸背痛、颈椎病、鼻炎等，这一招如果学会以后，生了气你就练两三百下，那些气火就消掉了。

　　把脚踮起来，踮得越高越好，能够坚持三秒、五秒、七秒都好，然后自然地放下去，像自由落体。然后再踮起来，踮得越高、坚持得越久越好。然后自然地放下去。你一天天地踮起来，那些湿毒就不断从四周和下面排出去了。

　　如果你一天踮两三百下，那些容易生气的人，把袜子脱下来看，是黑的，这表示毒气排出来了。

　　有一个脚痒了很多年的患者就是用这个方法排出了毒气。

精彩回顾

- 言忠信，行笃敬的人脾胃非常好。
- 你担当多少，你的能力就有多少，人不是等有了能力才去担当，而是你去担当了就有能力。
- 我们之所以还会生气，是因为我们对生气的伤害、副作用了解的还不够深。
- 一般后头痛大都是吹了空调风冷，我们用感冒药发汗解表，头痛就好了。前额痛大多是饮食积滞，大多是贪吃吃撑了。
- 毁掉人生的三种气：小气、怒气、傲气。
- 一个人性格很急躁，心很粗糙，命运大概好不到哪去。一旦心性变得心平气和，那就会福寿连连，气运就转过来了。
- 世上之所以有源源不断的病痛，是因为有绵延不绝的脾气。
- 我们中华传统文化讲究见义不为非勇也。就是说你看到这些正义的事情，你不敢去做，叫没有勇气，叫孬种。孬种连孩子都生不出来，连后代子孙都会败光光。所以碰到一些大义的事情还害怕，你气怯了，做什么事情都很难取得成功。
- 步从容，立端正，揖深圆，拜恭敬。

📗 方药集锦

手脚指（趾）端放血：

- 这一招是救命的。
- 人气得面红耳赤，觉得脑部血管在充血，在跳，心跳加速时，用牙签、缝衣针在四肢末端放血。

眼珠子暴痛：

- 小泻胃汤，大黄5～10克，生甘草5～10克。

生气口苦口干：

- 柴胡15克，龙胆草5克，牡蛎20克，蒲公英20克。
- 柴胡十多克是疏肝解郁的；4～5克是升阳的；20～30克是解表的，感冒药用重剂量，普通内科杂病要用轻剂量，疏肝解郁就用中间剂量。

生小气偶尔口干：

- 吃苦瓜清火。

耳朵嗡嗡作响：

- 龙胆泻肝丸。

胃堵塞前额痛：

- 保和丸加白芷消食化积。

生气偏头痛：

- 加味逍遥丸。

咽喉长息肉：

- 半夏厚朴汤加四逆散。

膝关节痛：

- 养筋汤（枣仁、熟地、白芍、麦冬、巴戟天五味药）加四逆散。

去轮椅汤：

- 补中益气汤加养筋汤。
- 体衰用补中益气汤，生气着急用养筋汤。

长期紧张焦虑不安引起手抖：

- 补中益气汤加养筋汤。

- 电脑、手机戒掉，早睡早起。

肝囊肿：

- 赤脚在沙石上跳舞，跳到咬牙切齿。

乳腺增生：

- 春风拂柳，疏肝解郁敲打法，敲打肝胆经。
- 橘子叶泡茶。

满嘴口腔溃疡：

- 说话慢，走路慢，吃饭慢。

常年胃痛/胸闷心慌：

- 四逆散加延胡索、川楝子、木香、郁金，八味药。
- 讲话慢，走路开车慢，吃饭慢；三分治，七分养。

老人忧愁伤肺哮喘：

- 四逆散加六君子汤配合运动。

小儿遗尿多尿：

- 牛大力15克，大枣5枚，黄芪15克，金樱子15克，可加配北黄芪。
- 背部晒太阳。
- 不可以喝冰冻饮料。

抖腿症：

- 白芍30克，炙甘草15克，再加炒薏苡仁30克，怀牛膝20克，大枣7～10枚。

脚痒：

- 买湿毒清胶囊来吃，除掉湿毒，升阳除湿。
- 或者煲薏苡仁和绿豆汤。
- 打赤脚。

第三章

血 论

第一节　精气学说

> "人活一口气，气少则病，气虚则弱，气尽则亡，气足则壮。"

这十六个字很宝贵。

所以一个人，精气足，百病除。精气虚，万邪侵。我从头到尾跟大家复习一下精气学说。

一个孩子鼻炎，头晕，风一吹就感冒，出去一跑，背上的汗多到两三条毛巾都不够用。他妈妈找到我问："该怎么办？"我说："这孩子就是脾胃气不够，精气不够，风都会欺负他。"如果人真的虚了，一阵风吹过来都会打喷嚏，而且手会发凉，甚至流鼻涕，无法控制。

你去观察一下，如果一个六七十岁以上的老人经常掉筷子，那这个老人很容易中风。为什么呢？因为古人称之为——风信儿，就是风来给人报信了。

我们来看，给这个孩子服用玉屏散加生姜、大枣，用这五味药可以提高孩子的抵抗力，使脾虚气弱的症状好转，黄芪20克，白术10克，防风5克，生姜、大枣各一小把。一剂药下去，鼻子能通，吃五剂药，就不怕风了。吃到十五剂药，即半个月的时候，再去外边运动，也不会搞得满身都是汗了。

所以一个人气虚，汗是固不住的。如果精气足，就不怕风。这个经验大家可以把握好，如果难以找到这个药怎么办？直接买玉屏风颗粒，为什么叫玉屏风呢？因为这几味药能够让人底气充足，像身体加了一层屏风一样。这层屏风珍贵如玉，所以号称"玉屏风"。

老师、司机，还有办公室人员，都是伏案工作的，久伏案就会得颈椎病。不管是做正骨、针灸、还是按摩只有前十来天觉得舒服，过后又不舒服了。

不少人都问我是怎么回事？我说这是疲劳病，不是颈椎病。有人说："医生明确诊断是颈椎病，为什么你说是疲劳病呢？"我说："颈椎病是它的果，疲劳才是它的因。"

如果只是在"果"上治，不在"因"上下功夫，解决不了问题。就好像我在这里一站，后边就有影子，影子是擦不掉的。我们一移动呢，那影子自动就没了。所以我们治病啊，不要盯着那个影子病象，要看到病根。我给他用桂枝汤加葛根、丹参、川芎三味药，这是专门补心和大脑精气的汤方。对于颈椎病的，或疲劳、紧张、腰酸加重的病人，基本上一两剂药就能够让病人觉得颈部热乎乎的，很柔滑。为什么呢？因为这是制阳光的方子。我一般会告诉病人每天要出去运动一小时左右，浑身出点汗后，就会一身轻松。人为什么会有颈椎病，会有疲劳，是因为经常做自己不喜欢做的事情，所以很容易劳累。

我从早上开始学习、写作、看病，然后下午干活，到晚上还要做点功课，甚至讲课，一整天都觉得很精神，为什么？做自己喜欢做的事情，所以这一点很重要。快乐的时候，能量是无限的。

我们接着要讲手脚冰凉。秋冬时节到了，手脚冰凉的人越来越多。手脚为什么会冰凉？因为精气神输送不到手脚去了。

有一个老人，他到冬天穿两双袜子还觉得透骨凉，盖双层被子，也暖不起来。他问我："该怎么办？"我说："简单嘛，因为你的脾胃太差，主不了四肢。"他说："是啊，医生说我胃下垂，还有脱肛。"年老的人整个精气神都往下滑，我们要把它提起来，我给他用补中益气汤加桂枝汤两个汤方。他现在把这两个汤方打印出来，还拿到相馆过塑，为什么？因为他去年吃了整个冬天，现在只需穿一双袜子，盖一床被，为什么呢？他说这个药方太好了，一个月吃上两三剂，手就暖洋洋的，浑身也有力量。

真可谓"中气足，百病除"。

> 补中益气汤让脾胃充满气血，桂枝汤将气血送到四肢去。

所以这个思路非常好，能治疗年老体衰的手脚冰凉。

我们再分析腰酸。人老老在腰脚，若人向老，下元先衰。你有没有发现，一个人老了，他走路就没那么稳了。因为竹从叶上枯，人从脚下老。

有个患者腰酸，我问他："是不是晚上上厕所很多次？"他说："是啊，多的时候七八次。没睡上一个小时就上厕所，那个膀胱固不住水，一喝水，它就尿下去。"这是典型的夜尿频繁、夜尿清长的症状，我说："用金匮肾气丸。在药店里可以买到。一盒吃下去，夜尿剩下两三次，吃完两盒以后，腰酸没了，晚上最多上厕所一两次。"吃药后老年人肾气足，腰酸除。

逢年过节或者回家看父母的时候，家里的老人夜尿很清长的，就给他买肾气丸。吃下去，腰肾有力了，夜尿减少了，腰就不酸了。

这是这节课讲的精气学说。我们总结一句话，缺什么别缺精气，而不是经济！

第二节　眼得血而能视

我们这节课讲血论，古籍上有讲：

> 眼得血而能视；
> 掌得血而能握；
> 足得血而能走。

我们今天主要讲一下眼睛缺血的常见病症以及怎么预防。

视物疲劳，黑眼圈，过度用眼，久视伤血。以前有一个超市老板的孩子，超市经常要开到夜里一两点，眼圈都黑了，这个是严重肝血消耗，消耗到一定程度，月经先变短少，最后，她闭经了。她问："怎么办？"我说："这个是身体气血不够了。"我当时只给她开了四味药，黄芪60克，当归10克，枸杞子30克，川牛膝50克。这是补气血、明目并且通经的一个组合。吃上几剂药后，她眼睛变亮了，而且月经也通了。然后再吃半个月左右，黑眼圈变淡了。

所以我感受到人血虚不足以后，眼睛看东西都会花，而且黑眼圈会很明显，说明眼睛不可以缺血。

如果确实是久视伤眼了怎么办呢？要多看绿色之物，要登高眺望。好多人都不知道怎么养眼，养眼有一条就是，要多爬山，多出汗。汗出过后，血就会很清澈。血很清澈，眼睛就会很清澈。

第三节　手得血而能握

我们再看第二条：手受血就能够握。现在得关节炎的人很多。关节疼痛、僵硬或者拿东西都没有握力，这该怎么办呢？我们前几个月治疗过一个孩子，玩手机、打游戏过度，手不听使唤，他很后悔，就问："是不是神经出了问题？"我说："不是，是气血不足了。"人气血不足了，走路都会崴脚，矮凳子都能把你绊倒。我给他开了桂枝汤加四物汤，补足手臂的力量，使手臂受血能握。

桂枝四物汤对于血虚手臂没有力效果很好。他说，以前他去其他医院看过病，都说是关节炎或腱鞘炎，扎针，艾灸，还去开了一些药，效果都没那么好；而这个汤方吃了七剂就没事了，现在手各方面都灵活了。

所以说中医的血论非常厉害。就是说一个人身体好多病象，老是缠绵不愈，其实不是那个病很凶、很厉害，而是血不足了。血足了，气力就足了，气力足百病除。健康健康，一个"健"字，是什么意思？有力曰健。如果身体血气都不够，你没力量，健康指标再正常，那都是假的。

第四节　足受血而能步

很多人走路看上去有些"拖泥带水"。我们上节课讲过，凡"拖泥带水"的步态都是身体疲惫，是湿气重的表现。

所以你去观察，凡是其脚部后半部分血色较淡，通常意味着这个人湿气重。相反，若前半部分血色先减，那就是火气旺。心火旺的人走路时身体是前倾的，腰肾湿气重的人走路都是步履沉重，仿佛拖着走。

有一个病人来看病，我一看他拖着腿走路，他一坐下来，我就叫学生开补腰肾除湿的方子。他说："医生，你还没给我看，还没听我多讲。"我说："医生有的时候给你看病，就是瞬间的事。"

一眼望过去，他的形、神、态已经符合这个病症了，再问下去也还是那些病。他觉得半信半疑，但又看到那么多人来找我看病，就拿药回去吃了。吃过药后，第三天回来说："这个药吃了效果还真不错。走路腿脚有力，以前三楼都上不去，很累的，现在能爬楼了。"我给他开什么药呢？开的就是腰三药加六味地黄丸。六味地黄丸是专补腰肾的，再加黄芪、枸杞子、杜仲就是腰三药。这些药吃下去就可以让人腿脚变得轻松。腿脚轻松，气血流通，所以腿脚不可以缺乏气血。

"功名看气宇，事业观精神，穷通看指甲，寿夭看脚踵"。一个人命好不好，你看脚后跟，如果脚后跟走路稳健有力的，肾气足，命比较硬，比较长。如果脚后跟走路轻飘飘，或者拖泥带水，这个人生活质量比较差。所以想要身体好，多走路，记住要把脚跟迈得有力。

当时有一个患者，他经常到五经富的虎山爬山，他说爬了四五年，还是腰脚痛，不舒服。我说："姿势不对，努力白费。走路姿势都没有走对，都是徒劳。"他说："我怎么没走对呢？"我让他走给我看，他一走，脚后跟是拖着的，我让他试着把脚后跟抬起来走，抬起脚后跟走路刚开始很辛苦，但养成这种走路习惯以后，走了一个月腰痛就好了。他说："前面几年运动锻炼的效果居然不如这一个月。"所以说有的时候，别人给你好的建议，就这一点点，就能给你的生活带来很大的改变。

第五节　心受血而能跳

我在五经富的时候，给一个心动过缓的患者看过病，他的心脏像那个摆动的时钟一样。你仔细观察每个人的走路姿势，如果一个人心脏好好的，他的手就挥得很高的；如果心脏动力不够了，他就挥得低；如果心脏血管已经闭塞了好几条，他手臂是抬不起来的。我发现一个人手臂摆不起来，我就说："你有心脏病。"他问："你怎么知道的？我只是从那个诊台到这里，只走了十步。"我说："看你走过来的姿势，手都没有摆动过，如果你不是故意不摆动，一定是心脏缺血，因为你的手已经处于半瘫状态了。"

以前人都用过那种上链的钟摆，链一上足，钟摆摆得很好；当动力不足时，钟摆幅度越来越小，就是离它停跳的时候不远了。

如果名师指点你运动，你每天运动半小时顶得上别人半天。怎么运动呢？去运动跑步的时候，手一定要抬起来，心脏就不会压抑。

所以他说："我已经做过心脏搭桥手术了。哦，原来你们中医这个都可以看出来。现在我就是有一个问题，老是吸气不够，而且晚上心慌、心悸。"因为他心脏动力不够，心脏缺血，缺血的心脏就在那里慌跳。

因为他做过手术了，我给他下的药很重，吃到有效后还继续吃，桂甘龙眼汤。什么叫桂甘龙眼汤？桂枝10克，生甘草10克，龙眼肉30g，再加炙甘草，因为生甘草是清热解毒的，炙甘草是补中益气的。

比如说，最近经常到外边吃饭，或者最近呼吸的汽车尾气太多，在工厂呼吸了不干净的空气，导致血浊头晕目眩的，还有食物中毒的，回来熬点生甘草汤加点绿豆，一个月熬一两次，那些毒气就会被洗掉。

桂枝、炙甘草配合龙眼肉专门治疗心慌、心悸，心脏莫名其妙跳动。南方的龙眼很多，大家丰收的时候别忘了用水焯过以后，把它放到天台上晒成龙眼干。感到疲劳时，心脏气血不足了，喝这个汤方，马上就觉得有能量了。那个患者吃了十剂，吃上瘾了，他说吃了这个汤方，之前治心脏病的药都可以不用吃了。再来复诊的时候，手就摆动开来了。一看他手摆动开来，我就知道病情已经好转了。他说："是啊，以前走平路都喘，现在爬坡都不喘了。"所以一个人心脏不可以缺血。

心脏缺血，嘴唇会发白，怎么办？桂枝甘草龙眼肉汤。家里的老人都用得上。只要天气变化，老人嘴唇发白、脚痛或者血不够的，这个一吃下去，身体会暖洋洋的。

第六节　肺受血则能呼吸

肺有气血去供应，它就能呼吸。

我们当地有一个搬运工，他以前壮的时候以为没事，一搬运完货物就把手放在冷水里，大汗时洗手，人气壮的时候没问题，在体虚的时候就是大问题。

我跟大家讲，你们如果记住这个小经验，孩子可以少生很多病，多活很多年。孩子从学校一跑回来，浑身是汗，吃饭前，别急着洗手。要洗手，用暖一点的水，洗完擦干。

这也是为什么以前我们中国人吃饭一般都不用湿筷子，用湿筷子是不健康的或者不礼貌的行为。老年人气虚的时候，拿湿筷子会风湿入体，关节都会僵硬。好像一个人体虚，坐在冷石头上都会得病。

我们看"肺受血则能呼吸"。有个老年人走路容易气喘，一问得知他患支气管炎已经七八年了，一喘起来，彻夜难眠，到最后嘴唇都是乌暗的。因为血不够了，才会瘀堵在那里，最后嘴唇是乌暗的。好像河流缺水以后，河流垃圾都排不走，最后污臭、污浊。

为什么河道水会变污浊了？是因为河水变少了，河水多的话，那些污水都能排走。所以现在好多年轻人嘴唇乌暗，说白了，就是熬夜多、玩手机多，并且忘了喝水。你只要及时补温开水，就可以减轻这个症状。

但是这个老人说："我不能多喝水，一喝水就消化不良，会胀在那里。"我给他开了一个汤方，喝下去吸收水的功能就会加强，我用六君子汤加黄芪、当归，当归补血，黄芪能益肺气，再加一味桔梗，把气引到肺来。

结果病人吃了三剂药后让我继续给他开药，为什么呢？他说："这个药吃了好得不得了。"怎么说呢？因为现在走一公里路都没有喘过，很开心。所以肺的血不足了，呼吸都不利。血充足，呼吸就很顺畅。他问我这个方子中哪味药是治疗哮喘的，我说："没有药专门治哮喘。只是给你提高抵抗力，抵抗力够了，哮喘就会好。"

第七节　脾受血则能动

脾胃受血能够运化，能够消纳食物。

你看是不是有些人少气懒言、神疲乏力，什么叫神疲乏力？觉得很疲乏，做什么事情都没有劲，这是脾虚，脾胃虚了，人就不爱动了。所以一个人行动力减退，其实是脾胃虚的表现，脾胃旺，做事情很果断，脾胃不旺的话，他懒洋洋，坐在那里都不想动、不肯动、不能动。

有个患者经常坐在家里，一看电视就是两三个小时，做事完全没有干劲，还老是喊头晕、头痛。去干活，干了不到半小时就气喘吁吁的，我说："这是脾虚，肺脾不足。"

怎么办呢？用补中益气汤加当归，补中益气汤里面原本就有当归，当归剂量大一点，能给他补血。他才吃了七剂药，手脚就有力了，干活能够从头干到尾，中途也不用歇了。

所以一个人懒洋洋的时候，就是他脾胃虚的时候，要补中气。

包括家里孩子读书懒洋洋，疲倦了怎么办？我告诉你这一招很管用，你一个月左右就给他煲一次五指毛桃山药汤，没有五指毛桃，你可以找黄芪，黄芪、山药、大枣和枸杞子，这些都是补肺气的。孩子吃了会特精神，而且这种精神不像咖啡一样提神，而是补神的，因为提神之品，吃过以后会更虚，而这个补神之品吃过后会很壮，去干活都不知疲倦。所以这个汤方是壮脾的。

第八节　肝受血则气机条达

如果一个人肝血不足了，他碰到小事情都很容易生气。所以说一个人度量不够，根源是缺血。如果一个人血量足的时候，他很乐于去帮人，而且体质很强。肝脏受血，其气机条达。肝脏一旦血不足，气机会抑郁。像汽车没油了，它就没法跑。我们的肝也是这样。

我曾治疗过一例脾气很差、很烦躁的患者，他是个司机。司机用眼过度，开车久了，血气会消耗得很厉害，他老觉得昏昏沉沉，没有力量，我说要给他补肝血。

因为过度用眼的人要补肝，他晚上睡觉睡不沉，我就给他开了酸枣仁汤，是专门治疗肝血虚、睡觉不沉的。

三剂药以后他睡眠就好了。他说很奇怪，以前一堵车就莫名其妙地烦躁，吃了这个药，这个烦躁感没了。

原来一个人血少了，他就容易急躁。好像家里突然间没米没油了，你就会跳起来，会很焦虑。所以好多焦虑症状的病人，他的根源就是血气虚。血气虚了，家里都穷得叮当响的时候，还能睡好吗？睡不好！

所以说怎么办呢？补肝血。对一些老爱发脾气的患者，我喜欢用酸枣仁汤加四逆散，无事常生闷气的，酸枣仁汤加四逆散。一方面补肝血，一方面顺肝气。

这个汤方很管用。有一个更年期的妇女，晚上一阵一阵地发热。以前她能控制自己脾气，可到了这个年龄，越发控制不了，好像脱缰的野马，不受控制一样。怎么回事呢？原来更年期前后，月经中断以后，缺少血的滋润。

你看树木得到水的滋润以后枝条会很柔软，一旦缺乏滋润，枝条就变得很硬。所以一个人为什么脾气刚强，因为血滋润的少了。所以木缺水枯，人缺血燥。

所以人一旦缺气血，不但晚上睡不好觉，而且白天火会往上飙。

所以一个人很容易发火，你就要让他睡好觉。

我给她用四逆散加酸枣仁汤治疗更年期综合征，效果还挺不错，既解肝郁，又补肝血。所以说焦虑的病人、更年期综合征患者，用四逆散加酸枣仁汤，然后辨证去加减，效果非常好。

第九节　肾受血则骨头有力

我们刚才讲的搬运工，仗着自己身强体壮，用冷水洗手，而且天热的时候，还往肚子里灌冰饮。等到他五十多岁的时候，关节就变得僵硬，屈伸不利。

为什么呢？因为冻僵了。长久受这些寒邪，最后你的腰会弯不了。你看一个人到年老为什么腰弯不了，像那个树一样，因为他缺血，不柔了，弯不了。他说："很后悔当时身强体壮的时候不注意养生。"其实好多病都是身强体壮的时候造下的因，而且还不知道怎么去预防。

我说："现在觉悟了也不迟，最起码可以挽救回来一些。"我叫他吃金匮肾气丸配合补中益气丸。因为他这种顽固的风湿久病，不是吃一两天的药就能好的。早上吃补中益气丸，晚上吃金匮肾气丸。吃了三个多月后，他高兴地说三个月的药没有白吃，腰部的酸痹胀感消除了。所以说腰部受血可以使骨头强壮有力。

第十节　调心十句

最后，我要给大家分享一点点人生的心得。因为讲中医这些病症不难，其实提高人生的境界才是最难的。

前面讲了精气学和血论，其实人最缺的不是金钱，而是缺气血，缺精气神。气血、精气神好了，好运不请自来。我们人究竟缺什么？表面上缺钱，实际上缺骨气。我这里有十句话，这十句话句句是金子。

第一句：表面上缺钱，实际上缺骨气。

我刚开始到湖北武当山求医访学的时候，当时带几百元就敢上去求医学习，到那里我们住的是十元钱的旅馆。

当时认识了一个好老师，人家都急着找工作赚钱，老师说："如果一个人没有本事，别急着去找工作，先把本事练好。人如果没有钱啊，缺钱并不值得担忧，如果你缺骨气，那就一辈子都会担忧。"

所以当时我铁下心来在那里学了两年，风雨无阻，我的很多同学都已经找到很光鲜的工作了，而我还在那里学习。他们说："赶紧找家医院上班或者赶紧出来工作赚钱吧。"我说："等我学到真本事，再找不迟。"

我始终知道，人只要有骨气，就什么都不缺。人要是没有骨气的话，给他再多钱都没有益处。所以两年下来，出了十几本书以后，真的，这辈子都不缺钱了。

所以我老师跟我讲："只要你认真攻读中医，只需要坚持十年八年，那十年八年以后你就可以为别人做事情。这十年八年努力学好以后，一辈子的资粮都不会缺。"

我们当时吃的是粗茶淡饭，是嚼着菜根过日子的。所以这个人啊，真的有骨气的时候，他不会怕这些困难。

我当时认准老师那里有好东西学，所以就是刮风下雨，下雪或者缺衣少食，都死皮赖脸待在那里，要学到真东西。如果一个地方没有真东西学，就要赶紧跑。这个就是中国人的骨气！

中国为什么有那么多厉害的人物，其中不乏圣贤，包括玄奘大师，你看他去西天取经，只要有好的知识，好的经典，冒着风沙，数十年如一日，去了，只要取到真经，一切都值得。不为金钱，就为骨气。

为什么现在很多孩子养得不好，因为温室里养不出耐寒红梅，花盆里长不出参天巨木。

所以说天鼎地炉，人活在其间，就是要练，不练是不行的。所以表面缺金钱，实际缺骨气。

第二句：心中缺胆量，肚子缺墨水。

有很多人觉得自己胆小，做什么事都瞻前顾后的，我觉得这种看似是缺胆量，实际上是因为肚子里缺墨水，就是说"腹有诗书气自华"。

有一个富人是做美容院的，她来问我，中医美容怎么做？

我说：第一条，中医美容注重运动锻炼。第二条，要注重心态。第三条，要注重读书，就是说腹有诗书气自华。

她听了后，就把自己的美容院里放了很多书籍，增加文化气息。结果客户看了一些心理方面的书籍都很欢喜。所以说肚子里有墨水了，气质都不一样。

之前有个中风偏瘫的患者去看病，医生说："能治到拄着拐杖已经很不错了。"但是这个患者还想进一步恢复功能，可是大半年都没有什么进展。

我说："没进展不是因为你病重，而是因为你胆量不够。"他说："怎么会胆量不够。"我说好："胆量够的话，每天去水库。"他说："那里有好几公里啊，怎么爬呢？"我说："你说你胆量够，现在碰到困难就退缩，哈哈，这不是前后矛盾吗？

我说："不怕，我给你开补气血的药，尽管去练。"刚开始他让老伴扶着他，拄着拐杖，一步一步爬，开始只能爬到一半。后来呢，风雨无阻，天天坚持锻炼，加上药物辅助，半年下来就是用我开的这张方子，他一直吃，补气血，后来就不用人扶了，效不更方，最后拐杖都丢掉了。

所以很多时候啊，人要是没胆量，小病都会欺负你。"母鸡若有胆量，鹰都怕它；要是雄鹰没有胆量，那母鸡都可以欺负它。"所以人的胆量很重要。我们中医叫作"勇者气行病愈"，一个勇敢的人气一通，出一身汗，病就好了。怯懦的人呢，他的病很难治。我觉得最难治的患者是哪一类人？就是没勇气的人！

这个勇气很重要。怎么说呢？同样是面对困难，勇气大了，那困难就变小了；勇气小了，那困难就变大了。

上次我们讲一个乒乓球运动员，他很厉害，但是他在比赛时对自己的同伴下不了狠手，所以每每在国家比赛中，他都进不了前三。但是一到世界级比赛的时候，就能够打败外国人，拿第一。为什么呢？因为他当时把对方当做敌人来看待，而对自己的朋友就没有这个心态。

第三句：听得进别人建议。

我们再来看，一个人大脑缺什么呢？大脑缺观念。手脚呢？手脚缺行动。

一小时前我和大家讲，运动要把汗水从头出到脚，才能达到消百病的效果。大家听了都觉得有道理，听得很感动、很激动，但是，根本没有行动，还是"屁股一族"，坐板凳或者说"眼睛一族"，紧盯手机。长此以往，你的身体好不到哪去。

所以手脚呢，手脚缺行动。如果你能一下班挤出半个小时在操场上跑两圈，那就不一样了。

脑子里头永远缺观念，"福在受谏，病在观念。"《弟子规》上经常讲，一个人有没有福气，看他能不能听别人的劝谏。

第四句：量大福大。

为什么唐太宗能够成为"天可汗"，什么叫"天可汗"？就是当时的天子，四方都归之，因为他有那个度量能包容魏征。由此可见，一个人如果没有度量，他的福气是不够的。

什么叫量大福大？平常容易惹你生气的，你都一笑了之，这个叫量大福大。有一个名言讲的非常好，大家可以记一记：

如果是俗人呢，俗人是你气我，我气你，这叫俗人。

如果是庸人呢，庸人经常被人气。

如果是小人呢，小人经常自己生气。

如果是能人呢，能人通常是别人气他，他没事，他经常气别人。

如果是高人呢，高人就是别人经常去招他气他，他一点都不会生气。

如果是真人呢，真人就是说他不气人，人也没法气他。

所以说这个气量很重要，随着气量的增长，你的品位就上去了。

第五句：知足是福。

就是说你如果总是不知足，山泉水你喝着都不觉得甜。你如果知足，开水都比饮料好喝多了，因为知足、惜福。

第六句：惜福有福。

就说一个人爱惜福报以后，他就会很有福，不爱惜了就没福。当年我们在学医期间是怎么爱惜福报的呢？我们从不乱丢纸片，都可以拿来做笔记。惜福在点点滴滴中。

我给大家讲一个小故事，为什么我们老一辈身体好？因为他们惜福，不单惜米粒，他们连屎尿都惜。怎么屎尿都惜？他们到外边去游玩的时候，中途要拉屎撒尿的时候，赶紧跑回家，因为肥水不留外人田。哈哈！这个也是惜福。

为什么我们这时代，污染越来越重了？因为惜福的人越来越少了。

第七句：服从圣贤道理。

服从的"服"，就是对这些圣贤的道理你能服从并去执行。这些至理名言你能真的听下去，并且去做，这个人就有福，所以福者，服也。

在军队里，军人以执行命令为天职，这样的兵就有福。

第八句：功名缺气宇，事业缺精神。

有两个学生到庙宇里祈愿考上好的重点学校。一个学生没急着烧香，看到庙宇里有个纸片就把它捡起来，丢到垃圾桶里。

然后庙宇的师傅说，不用烧香，那个捡纸片的学生肯定考的成绩不错，将来命运比较好。结果一揭榜，这个捡纸片的学生平时成绩还不是很好，但最后考上了重点学校；而那位平时成绩还不错的学生，却发挥失常。

可见一个人啊，他不是因为考上了重点学校才有素质，而是有了素质以后，才容易考上重点学校。所以一个人要有气宇，要有精神。

第九、十句：命运缺选择，机会缺了解。

在我们生活中有很多机会，你们因为一个机会，来听这堂课，都有可能会改变命运。课堂上可能有一两句话把你触动了，可能整个人生就改变了，所以有些课是千金都买不到的。选择正能量的课，跟正能量的人在一起，你的命运会越来越有正能量。

📋 现场答疑

≫ 1.夏天脚凉没力

问："我夏天的时候，脚容易发凉，酸软无力，走一阵子就觉得顶不住。为什么呢？"

答： 因为夏天的时候，气是往头和手上发散的，冬天气藏于脚。

你们有没有发现，夏天即使不得病，人都会觉得虚虚的，古人讲"夏季无病，常带三分虚"。这个时候怎么办呢？我们有一招，夏天的时候可以吃黄芪生脉饮。用党参10克，麦冬10克，五味子5克，再加黄芪10克。黄芪10～20克补胸肺之气，50克就直接补腰脚之气，重用它药力可以下沉。

我曾治疗一例腿脚不利索的老人，凉到骨头里头去，十分严重。我给他用黄芪50克加生脉饮，结果他吃了七剂药以后，就可以小跑了。

≫ 2. 中气不足流鼻涕

问："为什么我吃饭都会流鼻涕？"

答： 如果是因为吃辣椒的话，就减少辣椒的量。如果没有吃辣椒，一吃饭就流鼻涕，说明脾虚，因为脾既要照顾到你消化食物，又要照顾到你的鼻子，它照顾不过来的时候，脾的那些津水就会从鼻子里漏下来。我碰到一例十分严重的流鼻涕的患者，鼻涕一流就流到肚脐下面，可以当面条来甩了。这个鼻涕不黄，很清，这种人走路时不单鼻涕固不住，尿也憋不住。稍走快一点，尿就漏下来。可以用补中益气汤，加上金樱子、芡实、益智仁三味药，把精华固起来，大概十一味药。吃完药后，他的鼻涕就收起来了。吃了十五天以后，就没有明显流鼻水的症状了。这个叫作气不足，鼻水都抓不牢固。就像你气不够，你拿一个瓶子都会掉在地上，所以气足的时候，精华就不会轻易外漏了。

》》3.失眠

问："很容易失眠睡不着，一睡下去心就砰砰跳。为什么？"

答：中医叫"阳不入阴"，你的经络还没有通开，像你这种情况，下午或者晚上睡之前，可以练练瑜伽。经络一定要打通开来，一通开来觉就睡觉很好。

就像高速公路如果不堵车，会觉得什么都顺利；一堵车，什么都不顺利。所以说你会发现你劳动一段时间以后，吃得香，睡得好；如果你不劳动，先是睡不好，后来吃都吃不了。因为劳动可以让你的血脉流通。

我曾治疗过一例患者，他躺到床上大脑就在转，睡不着，但起来后又很想睡，很困。一闭上眼睛，他脑子像开车一样，没法静下来。人家说打坐好，他就去打坐，可是他的身体是在打坐，但脑子的念头像打火花一样，静不下来。

我说："我教你一招，肯定有效。打赤脚，要走砂石路，砂石越锋利越好。你走上去咬牙切齿时，效果最好。"因为一走下去，一踩过后，五脏六腑都会被按摩到，里面的经络全部通开了，你会吐掉很多之前的怨气、闷气。所以通过赤脚走砂石路或者小跑，即使你的脚走出瘀血来都不怕，脚刺得红扑扑以后，热往下一走，身体就很轻松了。

》》4. 手脚冰凉

问："我长期手脚冰凉，末梢循环差，怎么办呢？"

答：是因为你没有从夏天开始锻炼，到了秋冬再来解决这个问题已经有点晚了。因此，秋冬天你可以穿着鞋子跑，鞋子要薄一点，可以买那种薄底的鞋，还是很不错的。穿到脚上，你可以感受到砂石应脚的感觉，要的就是它按摩的效果。

另外呢，现在很多人都手脚冰凉，怎么办呢？就是脾胃不好。所以你运动锻炼前，可以煲点黄芪枸杞子来吃，黄芪30～50克，枸杞子20～30

克，甚至喝水把枸杞子吞下去，再去走路，你那手脚就暖热得很快。就是这个思路。

》》5. 多汗失眠

问："我很容易出汗，动一下就全身冒汗，而且失眠也很严重，有什么办法？"

答：这种动则汗多气虚的，我治过很多，其中有一例，他是最严重的，严重到吃顿饭都要换衣服。他来问我怎么办，我让他去买人参五味子糖浆，这个药同时把他的失眠和多汗一起治好了。人参五味子糖浆只吃了两瓶，动则汗多气虚、失眠的症状就消失了。所以人虚胖或者汗多或者晚上睡不着觉，就喝人参五味子糖浆，失眠、多汗都可以治好。但是这种情况，根源在哪里？在于你运动锻炼太少，脾胃不够强大，脾胃强大的人能固住精华。

📋 精彩回顾

- 人活一口气，气少则病，气虚则弱，气尽则亡，气足则壮。
- 人老老在脚，竹从叶上枯，人从脚下老。
- 心火旺的人走路是前倾的，腰肾湿气重的人走路他是拖着走的。
- 功名看气宇，事业观精神，穷通看指甲，寿夭看脚踵。
- 如果一个人心脏很好，他的手挥得很高的；如果心脏动力不足，他就挥得低；如果心脏血管已经闭塞了好几条了，他手臂是抬不起来的。
- 一个人懒洋洋的时候，就是他脾胃虚的时候，要补中气。
- 一个人度量不够，其根源是缺血。

调心十句：

- 表面上缺钱，实际上缺骨气
- 心中缺胆量，肚子缺墨水
- 听得进别人建议
- 量大福大
- 知足是福
- 惜福有福

- 服从圣贤道理
- 功名缺气宇，事业缺精神
- 命运缺选择，机会缺了解

方药集锦

孩子鼻炎，头晕，风一吹就感冒：玉屏散（黄芪20克，白术10克，防风5克）加生姜大枣（各一小把），记住五味药可以提高孩子的抵抗力，使脾虚气弱的症状好转。

疲劳引起的颈椎病：

- 桂枝汤加葛根、丹参、川芎三味药，补心、大脑精气。
- 每天出去运动一小时左右，浑身出点儿汗。

老人冬天手脚冷，脾不主四肢：

- 桂枝汤 + 补中益气汤，补中益气汤补气血，桂枝汤将气血送到四肢。

夜尿频繁，夜尿清长：

- 金匮肾气丸。

疲劳，黑眼圈：

- 黄芪60克，当归10克，枸杞子30克，川牛膝50克，补气血、明目并且通经。

久视伤眼：

- 多看绿色之物，登高眺望。
- 要多爬山，多出汗。
- 汗出过后，血就会很清澈，眼睛就会很清澈。

玩手机过度手不听使唤，关节炎，腱鞘炎：

- 桂枝四物汤。

补腰肾除湿：

- 腰三药（黄芪、枸杞子、杜仲）加六味地黄丸。

心脏需要搭桥，心慌心悸，心脏缺血，嘴唇发白：

桂甘龙眼汤：桂枝10克，炙甘草10克，龙眼肉30克。

支气管炎并且嘴唇乌暗：

- 六君子汤加黄芪、当归、桔梗。

孩子读书懒洋洋，疲倦：

- 五指毛桃加点山药，五指毛桃找不到，可用黄芪、山药、大枣和枸杞子代替。

肝血虚而睡觉不沉，用眼过度昏昏沉沉：

- 酸枣仁汤。

焦虑的病人、更年期综合征患者：

- 四逆散加酸枣仁汤。

顽固的风湿久病：

- 早吃补中益气丸，晚吃金匮肾气丸。

夏季无病，常带三分虚：

- 黄芪生脉饮，党参10克，麦冬10克，五味子5克，黄芪10克。

老人腿脚不利索：

- 黄芪50克加生脉饮。

中气不足流鼻涕：

- 补中益气汤加金樱子、芡实、益智仁。

失眠：

- 打赤脚走路。

手脚冰凉脾胃不好：

- 煲点黄芪、枸杞子来吃，黄芪30～50克，枸杞子20～30克，甚至喝水把枸杞子吞下。

多汗失眠：

人参五味子糖浆。

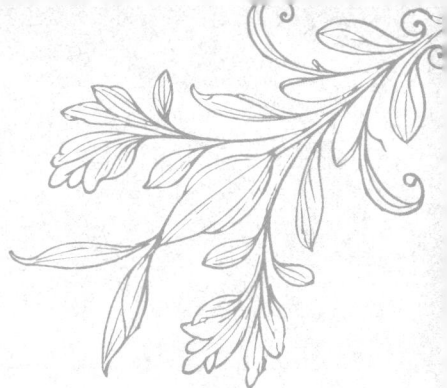

第二篇

健康人生

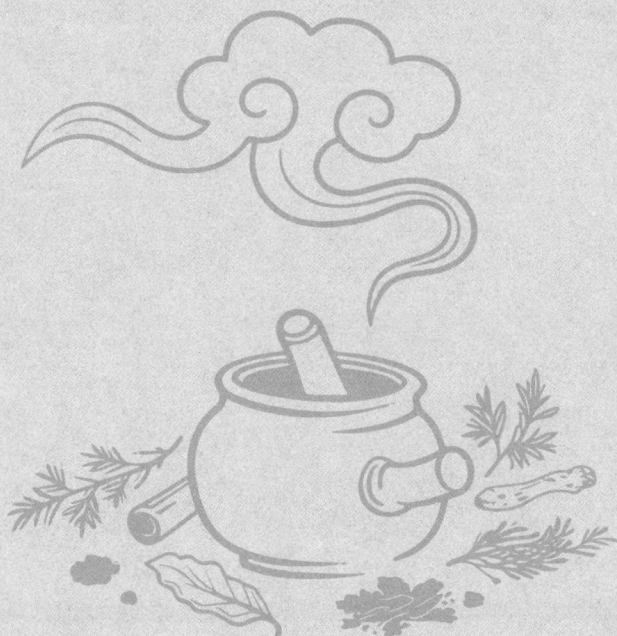

第一章

健康守则

少吃荤，多吃素；少饱食，多半肚

少放盐，多吃醋；少油炸，多蒸煮

少吃甜，多吃苦；少狼吞，多咀嚼

少偷懒，多跑路；少熬夜，多睡足

少荒芜，多看书；少放纵，多约束

少生气，多忍辱；少找茬，多让步

少批评，多赞美；少煽火，多劝阻

少过招，多爱护；少泄气，多鼓舞

少抱怨，多祝福；少苛求，多宽恕

少贪求，多知足；少冷落，多关注

少嫉妒，多配合；少关闭，多接触

少盘算，多糊涂；少骄傲，多谦虚

前几节课我们探讨了精气神与精血的关系，重点在于理解疾病的根源。人生病的主要原因在于精血亏虚。因此当身体虚弱时，不应急于求成地治疗疾病，而应当首先调养精神。正所谓"精气足，百病除；精气虚，万邪侵"。当人体精气不足时，各种疾病便容易乘虚而入。

前些日子，我接诊了一位患者，他主诉头痛、鼻炎、腰酸、膝盖痛等症状，从头到脚都是毛病。患者如果要详细描述病情，恐怕半天都说不完。我告诉他不用讲了，直接给他开了补充精气神的药。仅吃了三剂后，患者的全身症状便都消失了。他感叹这是个奇迹，我说："不是奇迹，就是你的精气虚。"

人不要怕疾病，只怕没精气神。

有一位老师长期睡眠质量不好，平时只吃半碗饭都觉得消化不了。他忧心忡忡地问我："该怎么办呢？"我告诉他："根源只有一个。"什么根源？就是缺乏劳动。不劳动百病生，常劳动身轻松。我们的体魄和体力，很大程度上取决于双手的锻炼。当手部失去握力、缺乏精气时，身体机能就开始衰退了。

现在很多人没有意识到，当手部发凉、提水端碗都力不从心、握不紧东西时，这已经是身体发出的警示信号。反之，如果双手依然有力、温暖且不畏寒冷，说明身体状况不会太差。这都是精气神充沛的外在表现。

经典有云："手得血则能握"。中老年人如果出现手部酸软乏力，可选用桂枝汤加上当归，服用后即可增强握力。对于行走时膝关节作响、耐力不足者，建议服用六味地黄丸加杜仲、牛膝，此方对改善下肢力量效果显著。所以说，体力不足确实会影响生活质量。

第一节　少吃荤，多吃素

"少吃荤，多吃素"，这句话看似简单，实则内涵深刻。一位晚期食道癌患者被医生判定最多只能活半年。我说："这是按照常规生活方式得出的结论，还有特殊的生活方式。"何为特殊生活方式？就是要遵循健康人群的日常习惯。什么是健康人群？就是专注自身健康，减少荤腥摄入，增加素食比例。最好避免食用带血食物。中医称之为生风动血的食物，如鸡蛋、牛奶以及鱼、羊、牛肉等豆制品应减少摄入，这样既能降低皮肤病发病率，又能保持心境平和，抑制肿瘤转移。

因此，要防止肿瘤和恶病转移，必须选择不会"移动"的食物。观察自然界中四条腿的走兽、两条腿的禽类、天上飞的鸟类和水里游的鱼类，它们都具有移动的特性。

曾有一位皮肤病患者，十年未愈，我让他严格遵循素食饮食，禁止使用酱油和调味料。经过十天的素食调理，他的皮肤如同蛇蜕般脱下一层旧皮。他这才意识到多年来饮食一直不太合理。仅坚持十天纯素饮食，皮肤病就痊愈了。

　　我将素食分为十个等级，其中最高级别是只食用无公害蔬菜且仅用开水焯烫，连清炒都不行。食用水煮蔬菜有助于排出体内毒素。因为经过煎、炸、炒等烹饪方式后，添加过多调料或油脂会滞留在胃中难以排出。脏腑无法消化这些物质时，它们就会通过皮肤排出，积聚在皮肤表层成为瘙痒的根源。

　　治疗皮肤病时，饮食越清淡，康复越快，这确实是条真理。原因何在？古人云："水至清则无鱼"，同理，"血至净则无病"。当水质清澈见底时，鱼儿便难以生存；当血液纯净无浊时，细菌、霉菌、癣毒等致病因素自然无处藏身。

　　我发现往往是那些生活简朴的人身体最为健康。有句古话说得好："粗活养人，粗饭养身"，这短短八个字却蕴含着千金难买的养生智慧。如果能坚持食用粗茶淡饭，勤于体力劳动，身体自然就会强健很多。即便遇到一些疑难杂症，当药物束手无策时，我仍有其他应对之策——通过饮食调理和锻炼来改善体质。

　　我曾指导一位食道癌患者坚持素食，一年半后复查时依然健在。医生说："这也太神奇了？！"得知是中医建议他吃素戒肉后，医生质疑说，素食缺乏蛋白质会影响健康。患者回来向我诉说："吃素没有蛋白质，我手都没力气，怎么会好呢？"我解释道："若身体虚弱时补充蛋白质，不是滋养身体，而是喂养肿瘤细胞。你争不过它啊，要饿死也是它先饿死。补给营养反而会被癌细胞抢先截获。"正所谓人总是病从口入，祸从口出。若能节制饮食，"俭以养德"——这个"简"字通"减"，想要身体健康，就要懂得做减法。减少一口食物给他人享用，割舍一份美味与朋友分享，你的身体自然就会好转。

　　身体要强壮起来，关键在于一个"勤"字。古人云："勤俭乃保家之本。"我认为："勤俭乃健康之源。"手勤则心肺功能强健，脚勤则腰腿有力，脑勤则记忆增强。若能坚持揉腹按摩，消化功能自然得到改善。

　　一位老人吃青菜后，食物未经消化便排出体外，且面色苍白。他向我询问对策，我建议："第一条，少吃荤，多吃素；第二条，每天坚持揉腹。"这是因为人体手掌上的劳宫穴具有特殊功效。劳宫穴蕴藏着源自心脏的热能，按压腹部可温暖肠胃。老年人常表现为：坐时双手扶膝才能起身，这正是体内需要热量的体现。劳宫穴温度较高，当孩子受凉腹痛腹泻时，父母只需夜间用手掌轻揾孩子腹部十分钟，便能改善其消化功能。此乃以手暖腹之良方。

我让老人天天按摩腹部，半个月后他的消化功能明显改善。现在吃青菜也不再出现消化不良的情况，因此减少荤腥、增加素食确实效果显著。

这句话揭示了治疗癌症的关键所在。正如前文所述，所有癌症都具有两个共同特征。癌细胞最适宜在两种条件下生长：其一是当人体呈现酸性环境时，特别是因过多摄入肉类导致体液酸化，这种环境对癌细胞极具吸引力，就像变质的肉类会招引苍蝇和细菌一样。

青菜刚割下来尚未变质时不易生虫，但一旦开始腐败，虫害便大量滋生。正如古人所言："物必先腐而后虫生"，木头必须先腐朽才会招引蚂蚁啃噬。什么时候你见过蚂蚁去啃咬生机勃勃的健康树木？同理，人体亦是如此——"体液酸化是癌细胞滋生的前提"。因此，要根除问题必须从源头着手。若要杜绝家中臭水沟滋生蚊蝇，仅靠杀虫剂治标不治本；唯有彻底清理并保持水流畅通，才能从根本上减少蚊蝇滋生。

第一条，少食荤腥，多进素食。减少荤食摄入可降低体液酸性，增加素食比例则有助于提升身体碱性环境，使血液更加清澈纯净。

第二节　少饱食，多半肚

癌细胞都喜欢厌氧的环境，就是喜欢缺氧的环境，如果你的运动量少了，吸的气都不够用了，身体变得缺氧了，它就会腐臭。

同样一块肉，放在角落里容易臭还是挂在通风口容易臭？当然是放在角落里容易臭。气机不通，它就臭得很快，你如果把它放在通风口上，没那么容易臭，因为气机流通了。

所以人也是，你只要久坐，一定就会产生疾病喜欢的环境，所以我们一般工作、写作或看病一个小时，必须要到外边踢腿、走路半个小时，才可以平衡这一个小时在身体的气滞血瘀。所以久坐会让身体缺氧，缺氧了人就容易生病。所以好多大病重病，如中风的人，它不是死于恶病，是死于久坐，死于不运动。

所以常有病人问："曾老师你怕疾病吗？怕肿瘤、怕癌症吗？"我说："我不怕这些恶病，只怕不运动。"

为什么呢？动一动，少生一病痛，懒一懒，多喝药一碗。

以后我们建立一个大的中医堂或者中医学院，一进门从头到尾都会是这些格言警句，很鼓舞人的。你一看到这些言语，脑子就会亮，你们要多讲，多学，多听，多记。一旦装到脑子里，碰到一些问题就会去对治。

比如说，我到亲戚家吃饭，他见我只夹青菜，说："现在都很富有了，为什么还吃这么粗糙？"我一句话就怼得他没话可说，我说："粗活养生，粗饭养人"，所以要有这个觉悟。他问我："吃素食不会饿吗？"

我说："心情好吃水饱"，就说你会开心啊，喝水都会很饱，都不会饿。

"少饱食，多半肚"，它是跟"少吃荤，多吃素"连在一起的，"少吃荤，多吃素"是饮食的，质的层面，品质要高，你看高品质的人饮食都很清淡，志从肥甘丧，心宜淡泊明。吃的越淡泊，脑子越亮。我观察到，自古及今，那些圣贤人物都有一个特点，年轻的时候，都吃得很清淡，萝卜干、菜干配一碗饭就过去了。他不缺营养。为什么呢？因为他吃的越清淡，消化负担越少，身体反而很轻松。所以这是品质上的追求。食量要七分饱，如果是大病恶病或者身体不舒服，最好吃半肚。有些人不理解，生病了还是拼命吃，结果越吃越病。生病要拼命饿，保持半肚或者三分饥饿，饿一饿正气就出来了。

现在的人不是饿死的，而是饱死的，撑死的。为什么这样讲呢？你看那个笼养的鸡，它吃撑了，一场风寒过来，得了瘟疫就死掉了。那些在山里头散养的鸡，每天只能半肚半饱，不管天气怎么恶劣，都没事。所以上次养鸡场的老板对我摇头说，现在养的鸡不行啊，一刮风下雨他就很害怕，因为一旦被雨淋了，这个鸡就站不起来了。

为什么呢？吃撑了，天天喂饲料，以前是喂半年到一年，现在是半个月、一个月就要出厂。这个是身体吃撑了，撑坏了，撑得没抵抗力，空有其形，而无其气。就是说这个鸡形很大，但是它的精气神很不行，就像我们买的萝卜很松大，跟我们那个农家种的小个的味道不一样，没味道。小个土肥的气很足，它一个顶十个。

半肚是很有智慧的，有人说："曾老师怎么那么会写书？"我说："我不是会写书，而是我会饿肚子"，因为我知道古人讲的一句话，"秀才文选半饥躯，著书都为稻粱谋"，就是说那些写出好文章的秀才，都是肚子瘪瘪的，肚子饱饱的状态写出文章的很少。那些千古名篇，像杜甫，是在饥肠辘辘的状态下写出来的，他才能够体会到民众的需要。而且现代研究发现，人在吃撑吃饱时，大脑是缺血的。因为吃得越多，肠胃会分流很多的血液，导致大脑供血不足，所以为什么这顿吃得越饱，就越不想动。像那个蛇一样，它吃得饱，撑得肚子鼓鼓的，它脑袋就小小的。

为什么现在很多孩子发育不好呢？因为肚子吃太饱过后，大脑缺血，记性不好，相反呢，肚子只是半饱，或者七分饱，大脑就非常灵光。所以我们以后教孩子，不是说给他吃得越饱，他成绩会越好。种菜的老农都知道，给菜施越多肥料，它死得越快。所以，养孩子呢，要七分饱。所以我有一个习惯，一日三餐，三餐以外再好吃的月饼、瓜果等等，我统统不吃。我这个习惯已经坚持了六七年了。

一旦养成这种习惯后，一到正餐你吃东西就会很香。如果在不到正餐的时候吃东西，等正餐时，你吃饭就不香了。当你吃饭不香了，说明身体已经病了，再睡觉不沉，会雪上加霜。所以保持半肚状态，身体好。

有一个老师要去揭阳开会，去之前我说："你回来肯定感冒。"他说："怎么可能呢？我体质也没那么差。"我说："不是你体质的问题，而是你不能管住自己的嘴巴。"回来以后，他说："一开会，人家就会准备丰富的饭菜，牛肉、各种煎炸食物，还有酒水，吃得太饱，回来就感冒了。"为什么呢？吃得太撑了，饱则胀，胀则热，所以一胀一热，就立马感冒。我说："很简单，就黄荆子煮浓水。"当天下午喝了，第二天就没事了。

所以孩子吃胀了，吃过量了，觉得浑身发热，咽喉痛，要感冒了，赶紧熬浓浓的埔荆茶，给他喝一两碗下去，好了。为什么呢？因为我们五经富的包粄店都给顾客配备了埔荆茶，为什么只要喝一碗，就得要两个包粄？喝上几碗好的埔荆茶，包粄一下就消化了，所以你还想再来一张。所以会做生意的，也要懂点中医，生意会很旺。我们五经富有一家包粄在政府门口，特别热闹，不是他的包粄比别人的好，也不是地理位置好，他卖的贵，但人家吃得放心。因为菜是自己种的，他的埔荆茶熬得很浓，熬出了埔荆茶的味道，一杯喝下去，多吃两个包粄都不撑。所以平时孩子容易撑的，家里买点埔荆茶，然后炒了，炒过后，它就带香气，能健脾，凡是孩子胃不好时，用炒埔荆茶煮水，一喝下去，食积就消化了，下一顿还没到，他肚子就饿了。

这是"少饱食，多半肚"。老人要半肚，年轻人七分饱就行。

第三节　少放盐，多吃醋

我们继续看第三条，"少放盐，多吃醋"，盐能够让气血沉降下去，可是食盐过量，会使血管硬化，以前的人杀猪、杀鹅、杀鸭，血一出来，抓一把盐下去，血就凝固了。所以吃的过咸，血脉会堵塞的。所以有些人嘴唇乌暗了，要吃清淡一些，不要吃太咸。

有一个晚上失眠、嘴唇又乌暗的人找到我，问怎么办？我让他吃饭的菜盐要少一半，他说："盐少一半吞不下。"我说："正因为吞不下，才不会吃多。你老吞得下，就会吃很多，那不知不觉就撑了。所以吃清淡的好处是：一方面容易排出体外，另一个方面因为菜没那么好吃，所以你不会吃撑。"

有三个兄弟，大哥、二哥都得了癌症，唯独小弟没有得癌症。两个哥哥过来问，"小弟你为什么没有癌症？"小弟就哭着说："我家里的饭菜没有大哥、二哥家好吃。到现在几十年里都是水煮这些清清淡淡的饭菜，我没有一顿吃饱的。"因为没有一顿吃饱吃撑的，所以他反而身体好。

而且他家里不会吃过咸，常吃一些醋，隔三天、两天搞一碗醋蘸豆腐或者蘸其他食物，吃了血管会软化。

有个患者高血压、失眠、嘴唇乌暗，我说："吃醋泡花生，吃上一周左右，再去量血压。"后来他血压降下来了，失眠也好了。吃完花生他连带醋也吃下去了。所以当你晚上很烦躁难入眠的时候，你用醋来泡萝卜，喝上一两口醋汁，精神就会放松。

中医讲，酸能静，一个人很浮躁、暴躁了，赶紧去厨房里调一碗酸梅汤，喝下去，就没什么火可发了，因为上火最怕酸的。所以呀，学点中医，你可以让别人的火气瞬间消匿于无形。

如果你去凉茶店，我建议你不要买最猛的凉茶，因为最猛的那些凉茶容易伤胃。如果微微有点上火干燥，一到凉茶店，给你来一碗酸梅汤，喝下去既能够开胃，又能够下火，还能够让精神放松睡个好觉。所以少放盐，多放醋，很有智慧。血压高、睡不好觉的，就吃醋泡花生。吃个七粒、十粒，醋一下去，血管都会软化。

第四节　少油炸，多蒸煮

油炸的东西偶尔吃吃可以，不可以经常吃。吃多了，肝容易胀，因为肝怕煎炸之物，肝本来是将军之官，脾气火爆，再吃煎炸之品或辣椒，肝火会上亢，眼睛就会痛。

我们五经富有个专门炸油条的人，得了癌症。为什么呢？因为经常受油条之气熏陶，煎炸，早年觉得这个香，经常不知不觉就吃下去，那些东西天天吃，天天熏陶，细胞会缺水，缺水缺氧后，就变畸形。所以有些人早餐吃豆浆配油条，认为是绝配，但这些东西偶尔吃吃可以，若你经常吃，天天吃，就不行。要天天吃的，应该是白米淡饭、粥、汤水、蔬菜、瓜果这些可以养人的，那些煎炸的要少吃。

有个高考完的学生找到我看病，她说："满脸都是痘痘。"我问她："真想治吗？"她说："为了美容，要治。"我说："我可以帮你包治，半个月内落得干干净净。"

她说："真的吗？"我说："我敢打包票的事情就肯定能帮你办到。"她说："用什么办法？"很简单，让她保证十五天不吃到锅里炒的菜，只能吃用水煮的。她想了一下，为了这个脸，可以啊，所有的都只能吃水煮的。

她以前无肉不欢，没有肉食和煎炸的就吃不下饭，就不开心。

吃了水煮菜十五天下来，她的脸一下子变回到了两三年前，光光亮亮，没有用那些护肤品都白里透红。

所以我体会到了，你想冰清玉洁，就多吃清蒸和煮的食物；你想毁容，就多吃炸煎烤。

烧烤逢年过节偶尔吃吃可以，不能当家常便饭。有句话叫"烧烤毁人容，冰冻断人种"，这句话是很有哲理的。吃烧烤就是毁容的，吃到满脸痘像麻子那样，冰冻断人种，吃到手脚冰凉，吃到宫寒，我告诉你，以后生孩子都困难。

所以第四条，"少油炸，多蒸煮"，同样的菜，蒸煮的营养全，油炸的营养就很少。选择油炸食物往往是为了满足口腹之欲，虽然能带来短暂的味觉享受，但对身体的健康没一点好处。

第五节　少吃甜，多吃苦

"少吃甜，多吃苦"。很多孩子偏爱甜食，如糖果、蛋糕、奶酪等，而遇到茶或苦瓜时则避之不及。然而，从小就能接受饮茶、吃苦瓜的孩子，往往具备吃苦耐劳的品质。这种品质预示着福气，正如古语所言："吃得苦中苦，方为人上人"。适当摄入苦味食物有其科学依据：中医认为苦味具有降火功效。当出现失眠、口腔溃疡或火气旺盛等症状时，醋未必奏效，这时吃莲子清火或清煮苦瓜，能有效缓解体内的火气。

甜呢？甘甜能够壅阻，而苦呢？可以降火。现在很多孩子牙齿不好，我说："刷牙不如喝茶。"每天给孩子喝一小杯茶，淡淡的就好。多喝茶，少蛀牙。但不能把茶当水喝，要适可而止。上午喝茶最好，茶是苦后回甘的比较好。若把它当水拼命喝，因其利尿反而伤肾。

因此，让孩子从小养成每天喝一小杯茶的习惯，比喝牛奶更有益处。因为牛奶可能会造成肠胃壅堵，而我们当地的绿茶则能起到清洁肠胃的作用。当孩子食欲不振时，可以从培养喝茶和吃苦瓜的习惯入手。这样能有效预防炎症的发生，尤其是针对那些容易上火、扁桃体发炎的孩子。平时可以适当准备些苦瓜，或者泡些茶给孩子喝，这样在炎症尚未发作时就能将其消解。

我曾遇到一位上火症状严重的患者，他因连续熬夜导致双眼通红。他问我最快的缓解方法，我告诉他："最快的办法两元钱搞定，买包穿心莲片。"我建议他只服用少量，次日醒来时，眼红症状便完全消退了。因此，对于因熬夜、饮酒导致眼睛发红上火的情况，应避免食用油腻的蛋奶制品。适当食用苦味食物，如苦瓜或饮用苦茶，配合少量穿心莲片（我们当地称之为印度草），这种苦味药材能有效降火。

上次有一位朋友从外地坐车过来玩，因旅途劳顿而心烦气躁、难以入眠，我说："搞一点穿心莲。"一嚼下去，好苦啊。我说："是要吞下去。"吞下之后，当晚他便睡得很香。由此可见，仅一片穿心莲就能治疗失眠。

心烦气躁、口苦咽干时，应少食甜味而多尝苦味。常人吃苦便皱眉，我却视之为进补良方。

第六节　少狼吞，多咀嚼

吃饭时咀嚼次数要多一些。

同样两个腰酸痛的人，我让他们回去吃核桃。一个见效了，另一个却没有效果。没见效的那个人问："为什么他好了，我却没好？"我解释说："因为你没有按照正确的方法服用。"对方很困惑："核桃还有服用方法？"我回答："当然有。想要通过吃核桃壮腰力，必须反复咀嚼，直到核桃嚼成碎末、满口生津时再慢慢咽下，这样才能起到补肾的作用。"若是狼吞虎咽，核桃只会从肠胃里过一遍。要明白肾主骨，而牙齿是人体最坚固的骨头，每顿饭多花一半时间细嚼慢咽，肾脏功能自然会改善。

叩齿养生法在古代是很流行的。而狼吞虎咽式的进补方式效果往往不佳。不妨尝试这样的方法：同样一杯补酒，若一口饮尽，其补益效果平平；但如果分二十次徐徐咽下，则补力倍增，此乃养生之秘诀。

古人云"千口一杯饮"，其意深远。你看"活"字构造精妙：三点水加"千"，下面配一个"口"。此字启示我们，饮水之道贵在细品。"千口"非指确数，乃告诫世人勿急饮，当小口慢咽，使水与唾液充分融合。这般饮法所得，就是胜过燕窝的养生至宝——金津玉液。

你没有足够的钱购买燕窝、鱼翅，我要告诉你，你的唾液比这些补品更有价值。关键在于经常吞咽，这一点非常重要。

有一个经营超市的朋友，在遇到我之前，他每个月都要去医院输液治疗。当我向他解释了这个道理后，这五年来他再也没有去过医院打点滴。

为什么呢？吊瓶吊瓶，就是一点一滴地注入血管里。其实可以换一种方式：干完活累了困了，回到卧室冲上一瓶热水，就像打点滴那样慢慢喝水，缓缓注入能量。

他养成了像打吊瓶那样缓缓喝水的习惯，坚持五年后便再未去医院输液。家人视之为奇迹，并将此法推荐给其他亲友，那些平日易上火的人症状也都得到了缓解。

如今有多少人真正懂得如何吃饭、喝水？实在不多。许多人只是机械地张开嘴，将食物囫囵吞下，却不知用心饮食也能提升生命质量——这既是为健康加油，也是为生命充电。

所以容易发炎上火的人，我建议像打点滴那样喝水，这样水分才能被充分吸收。就像浇菜一样，如果你把一桶水直接泼上去，水都会流到沟里，菜根本吸收不到。有经验的老农都知道，要用花洒或药勺慢慢浇灌，这叫"点式浇菜法"。

人也一样，喝水时要在半小时内趁热饮用一碗水，这样有助于促进血液循环。当身体感到疲劳时，不妨尝试这个方法。

日常饮水量过多会导致排尿频繁，而饮水不足又容易引发口干上火的问题，该怎么平衡呢？用我这个方法，既能避免饮水过量导致的尿频，又能防止饮水量少引发上火。关键在于小口慢饮，且要趁热饮用。水温需达到烫嘴唇的程度，此时用嘴轻吹再吸入口中，水温便会神奇地降低一半。这种小口啜饮的方式正是养生的精髓所在。

少狼吞，因为狼吞的人大多心急，心急则火旺，急火攻心易引发心脏病。

第七节　少偷懒，多跑路

"少偷懒，多跑路"。要记住：懒一懒，多喝药一碗。人生病痛不外乎两种根源：一是懒惰成疾，二是饮食无度。正所谓"好吃懒做百病生"，不好吃懒做则能"治百病"。当人疏于运动时，气血便会滞塞不畅。郁郁寡欢者往往缺乏运动，而勤于锻炼之人则几乎没有抑郁的。

如果见孩子心情低落、眉头紧锁，不妨带他去跑步散心，跑一跑就健康了。这一点至关重要！既不用抱着药罐子，也不必打吊瓶。如果不迈开双腿，身体怎能好转呢？健康之道可归结为两句话："管住你的嘴，迈开你的腿"。

一位老人因腿脚不便而懒于活动，终日以电视为伴，最终不得不依赖拐杖行走。我告诉他："我有办法能让您丢掉拐杖。"他说："如果能丢掉拐杖，我给你十万元。"我笑道："这十万你输定了。只要你听话，肯定能康复。"老人当即表示："只要能痊愈，一定听话。"

不要看电视，就是要减少偷懒，多活动。起初他连半天都坚持不了，后来逐渐做到整天不坐，甚至连吃饭也站着。挂着拐杖进食的习惯养成后，他发现原本在床上辗转难眠的情况消失了，现在头一碰到枕头就能入睡。半年后，他终于可以丢掉拐杖了。

为什么呢？因为他已经证明了一个人只要信念不倒，就不会被疾病击垮。拥有坚定的信念，身体自然就会强健。我告诉你，白天即使扶着凳子也要尽量保持站立，避免久坐或躺卧；但到了晚上，一躺下就能安然入睡。关键在于白天如果总是躺着休息，晚上躺在床上反而难以入眠，这个规律非常重要。

因此，当白天太阳升起时，人体自然应当保持清醒活动；而到了夜晚，尤其是子夜时分，太阳位于脚下位置，如果你还不愿意睡觉，仍在看手机或打游戏，实则是与自然规律相抗衡。此时太阳的引力作用会不断将人向下牵引，你如果执意对抗这种自然节律，长此以往必将损害身体健康。

白天太阳高悬头顶，它的引力作用试图将人体向上牵引。如果久坐不起、缺乏运动，身体机能就会逐渐衰退。

为什么人动一动，就少生病呢？因为人体的气血需要持续流通，久坐超过一小时，气血便开始滞塞。气血滞塞会导致烦躁不安，此时切莫懈怠，应当多走动。古人云："病在嘴上，死在腿上。"日后如果有人与你谈论养生之道，以此言相告，必显见识不凡。

养生之道可概括为两句话："管住嘴，迈开腿。"所谓管住嘴，一是不贪食乱食，二是进食时细嚼慢咽；所谓迈开腿，就是日常生活中能站不坐、能走不站。即便腿部疲劳也无妨，多走动方能促进气血流通、步履生风。

> 竹是从叶上枯，人从脚下老。

我曾治疗过一位老爷子，他的儿子事业有成，希望父亲不再下地劳作，便将锄头藏了起来。老人家说："好啊，藏起来，不去干活，反正有的吃。"然而三年后，这位老人却坐上了轮椅。与之形成鲜明对比的是，另一户家境普通的老人坚持每日下地劳作，三年过去了依然精神矍铄。这个事例生动说明了适量运动对保持健康的重要性。

后来这个老爷子感慨道："我现在终于看明白了，哪个人家的老人把锄头一丢掉不用了，就要开始频繁往卫生站跑了。如果锄头一拿起来，人有劲了，经常下地干活，就不用常年吃药了。"

所以我总结出一句话叫作"田荒人废"。当田地荒芜时，人就会颓废。一旦心生懈怠，身体就会出问题。贫穷不会置人于死地，但懒惰却能害人性命。

上次早晨义诊时，我推着车在寒风中前行，一位老阿姨关切地跑过来说："曾老师，你早上五点半起床，六点开始讲课，七点义诊，忙到八点又开始写作直到中午，下午三点又去农场干活到六点。整天如此忙碌，难道不会累垮吗？而且早晨风这么大，你只穿一件单衣不觉得冷吗？"

我回答道："只听说过冻死的苍蝇，没听闻过累死的蜜蜂。只要保持心平气和地勤奋工作，就不会损害健康；但若懒惰成性，那才真正会害死人。"

前几天有位朋友听说我不仅能治病，还能调理性格——比如让懒惰的人变得勤快，让贪嘴的人学会节制，他特意来找我说："我有个二十岁的侄子，现在最大的毛病就是好吃懒做。贪吃管不住嘴，懒惰迈不开腿，整天沉迷赌博、打游戏、熬夜，整个人颓废不堪，也不愿学门手艺。这该怎么办？"

他带他侄子过来时，我问他侄子："知道什么叫青春吗？"他回答："青春嘛，不就是年纪轻轻的样子。"我说："这种理解太肤浅了。"我告诉你们什么是真正的青春：就像曾老师清晨冒着刺骨寒风坚持小跑过来，面对癌症、心肌梗死等各种重症患者时依然毫不退缩；下午即使刮风下雨，我们仍坚持下地劳作。这种勇往直前的精神，才是青春！

青春并非由年龄界定，而是即便年岁渐长，仍能保持拼搏进取的精神，力争上游——这才是真正的青春！

虽然你现在很年轻，但如果懒惰不运动，实际上已经提前衰老。很多老年人每天坚持锻炼，反而保持着青春活力。由此可见，想要保持身体健康，锻炼是必不可少的。

民族英雄林则徐曾说过一句发人深省的话："练兵就像养生，刀不磨不亮，人不练不壮。"这句话揭示了一个深刻的道理：新买的刀如果不使用反而更容易生锈，而经常使用的老刀却能保持光亮。正如刀闲置会生锈一样，人若长期闲散也会滋生疾病。

> 人生可分为三个阶段：少年、中年和老年。要想保持身体健康，少年时期不宜过于顺遂，中年阶段不应过于清闲，这样老年时就不会有逆境。具体而言就是，少年时需经历磨炼而不贪图安逸，中年时应保持忙碌而非无所事事，这样步入老年后自然能远离困境。

依我之见，只要坚持运动、勤勉不怠，身体就能永葆青春活力。

第八节　少熬夜，多睡足

我们继续看第八条，少熬夜，多睡足。

一日不睡，十日不醒。如果你一天没有睡好觉，那你十天都补不过来。

我曾治疗过一例口腔溃疡的患者，他什么样的消炎药和止痛片都吃过，没效，我给他开了安神药酸枣仁汤，吃过后睡大觉，连续睡了十天大觉，从此口腔溃疡没再发作过。

他这个口腔溃疡完全是失眠以后虚火上升所致，你拼命去清火消炎，不管用。只要少熬夜，觉睡足，睡足了，身体筋骨很柔软，体液很充足，火自动下来。

所以火热、炎热、失眠的人，当他觉睡得很稳、很熟了，就说明所有虚火都退下来了。所以现代人吃点煎炸就上火，吃饱一点肚子就胀，是因为没睡好觉。觉睡好了，不会有这个问题。所以说要把觉睡好。

睡眠很重要，在我们当地的中学有一个严重咽炎的老师，他找我看病，他说："我的咽炎屡治乏效。"问我有没有好办法。我说："有两招，咽炎绝对好得了。"

第一招，去买玄麦甘桔颗粒，玄参、麦冬、甘草、桔梗。

如果买不到，你就可以用这四味药，各10克拿来泡水，效果非常好。

只要是一讲课过度，觉得咽喉上火，辣辣的、热热的，下午把玄麦甘桔颗粒拿来泡水喝，晚上咽喉就不辣了，而且味道还很好。我的学生说："奇怪，平时看手机，打电脑，打字打多了，咽喉干涩，麦冬一泡水喝就没事了。"因为麦冬可以润肺，如果你加桔梗、甘草和玄参，效果更好。

第二招，一定要早睡。

那个老师以前不到十一点他不睡觉，我说："调到九点半睡觉。早上三点到早上九点是春天，早上九点到下午三点是夏天，下午三点到晚上九点是秋天，晚上九点到凌晨三点是冬天。"

所以一天有四季，如果我们晚上九点以后没有安静下来，睡着觉，中医叫作冬不藏精，春必病温。晚不睡觉，昼必上火。好多人晚上没睡好觉，白天很容易上火，最近有些人为什么脾气大，所有脾气大的人都有一个特点，就是觉睡不好，觉一睡好，他脾气就会好得很。觉一没睡好，人就没精神，小事都发火。

我跟大家讲一个案例：有一个博士在国外，他为了写论文，连续熬了十天没睡觉，人都快垮了，论文终于写好了，他一点都开心不起来。人没能量是不可能开心的，他垂头丧气回到家里，躺在床上睡觉，可窗户外边是邻居的孩子在玩球，跳来跳去，吵得他睡不着，然后他出去吼孩子们，让他们不要玩球了，他要睡觉。但因为是白天，孩子不听，照样玩，他一下子失控了，回到家里，把枪拿出来，把所有孩子都射死了。

为什么呢？当人没睡好觉以后，情绪会失控，所以说要少熬夜，多睡足。

第九节　少荒芜，多看书

"少荒芜，多看书"。这点是可以讲很多的，我发现有很多人平时不看书，临时来听曾老师讲课，其实你只要多看书啊，我告诉你，我的精华都在《万病之源》这些养生的书中。你每天看一两条，不荒芜，你看多了，不但自己的病会好，还会指导别人怎样让身体好，这是很有面子的事。所以要少荒芜，多看书。

我的书被一个草医郎中拿走了，用我的牙痛方给病人治病，赚了好多钱。我那个牙痛方不妨跟大家讲，就是生麻黄5克，生大黄8克，生甘草5克，薄荷5克，这是常规剂量。逢年过节牙痛暴火很厉害，老是退不了，两块钱一剂，你抓来一剂吃下去，牙痛退掉七八成，一般不需要第二剂。就是说你牙龈肿了，痛得不得了，暴饮暴食，熬夜喝酒以后，牙痛得饭都吃不下，我告诉你两块钱就搞定了。

他说："我现在用这个方子，每年会赚很多钱。"很多事情，不要着急去问人，要问书，我一直很信奉这句话，见病不能治，皆因少读书。读得多了，你思维开阔，自有方法。所以不要急着去求人，告诉你，求人如吞三尺剑。

以前有一个中医，他自学成才，为什么呢？他当初拜师求学的时候，老先生说只传儿女，不教外人。他听了很沮丧，他想了想，说"求人如吞三尺剑，比上山擒一只老虎还难"。正因为难求，他读书特别拼，天天都去收废纸间去看有没有收到医书和医药报纸，有就捡回来看，结果十多年以后啊，他名声远扬，周围的人统统找他看病，到现在桃李满天下。

他是一个完全自学成才的人物，靠什么？"少荒芜，多看书。"就六个字而已，别人平时有时间就去打麻将、去玩，他有时间就去废品站淘书。你看他没有钱，却可以把书读好。所以读书读得好，成不成才跟钱没有关系，跟你的心关系很大。

古人讲——读书乃养心第一要务，多读书，心智会开，心智开了，明理少病疾，就是说明白道理以后啊，你会少很多很多的病。每每在临床上碰到一些难以攻克的问题，我就看书，信心是建立在古书上面的。古圣先贤那么多年的摸索，很多经验值得我们去学习。

有一次我碰到一个反复胃胀、胃痛治不好的病人，然后我看到书里讲，疑难胃痛胃病，要注意患者的肠道，因为下面肠道不通，中间就会堵塞，头就会痛。

现代很多人，久坐以后，头痛很难好。因为你一久坐，压迫肚腹，胃气就不顺，气不顺往头上攻，头就痛。所以所有头痛的病人，你只要少坐多去走，头痛都会减轻。尤其是赤脚到山地或者沙土地上下午走一个小时，基本上十个头痛有八个可以减轻一半。

所以说，碰到这个反复胃痛又头痛的，我一给他疏通肠道，给他吃点火麻仁、大黄，肠道一通畅，胃就好了，头痛也好了。这是拜多读古书带来的经验啊。

第十节　少放纵，多约束

我们再看第十条，"少放纵，多约束"。一个人一旦放纵自己，心猿意马，就难以深入钻研学问。自我约束力很重要。我在武当山学医时，两年未曾登山游玩，为什么？虽然身处山脚之下，每当众弟子相约出游请示老师时，老师总是在专注于编写处方。他看完请示后，便将笔直插笔筒底部说道："你们的心若能像这笔一般一插到底，天下任你遨游；若不能到底，就哪儿也别去。"这种严格的约束力培养了我们的定力，最终练就了"三年石上坐都不动"的坚韧品格。正是这种自律精神，才使我们能够潜心著书立说。要知道，一日游玩往往需要三天才能恢复学习状态。因此，如果要真正闭关读书，必须做到少放纵、多约束。

如果想治病，就应减少社交活动，专心去运动。倘若一边运动一边玩手机，究竟是在运动还是玩手机呢？因此我们指导学生运动时效果显著的原因在于：要求他们完全放下手机，专心运动两小时后再用手机，这样身体才会真正感到舒适。同理，读书时也不应受到任何干扰。就像孵蛋一样，如果小鸡尚未孵出就去打扰它、敲击蛋壳，它就无法存活；但若能自我约束、静心修炼，最终破壳而出时便是鲜活的生命。这个道理如同孵蛋一般简单明了。从外部被打扰破坏的是食物（鸡蛋），由内而外自我突破的才是生命。生命与食物之间仅一线之隔。

少放纵，多约束，这一点至关重要，一个人如果不自律，终难成才。人最可贵的是自我约束力。以我为例，我规定自己每晚十点就寝，就必须严格执行。原因何在？我发现一旦熬夜，第二天的授课质量必然下降。要让课堂精彩纷呈，诀窍其实很简单——保证充足睡眠。休息充分后再登台，往往能超常发挥，取得意想不到的效果。

睡觉一定要睡得很沉，醒来后才会感到神清气爽。这样讲课效果自然极佳。倘若走路都拖泥带水，连身体都照顾不好，又怎能讲好课？因此当有人问我讲课的秘诀时，我说："就一个精气神。精气神足，百病除；精气神虚，万邪侵。"所以给别人治病不需要根据病名来治，不管什么病都不用理会，只需调理他的精气神。精气神足，百病自然消除。

我接诊过一位主诉头痛、颈僵、背痛、腰酸、膝盖酸痛，且伴有夜间尿频和胃胀的患者。患者从头到脚罗列了数十种不适症状。我对他说："满架葡萄一根藤，几十样病就一条，精气神从来没有充满过。"究其原因，在于他缺乏自律能力。他每天使用手机长达两三个小时，玩手机时感觉时间飞逝；而一去运动，跑三公里都觉得度日如年。这正是因为他无法约束自己的行为导致的。

我说："把手机放下，不看手机，把用在手机上的时间来跑步，然后再开药，就好了。"最后他从头到脚的几十种病症都逐渐好转，因为他的精气神一天比一天充沛。所有疾病都是精气神不足的表现，精气神一旦充沛起来，病症自然就会消退。这就像国家一样，为什么我们要努力振兴中国文化、发展经济？因为只有国力强盛后，敌人才会变成朋友，开始向你学习。同样道理，人的身体强健了，感冒、头痛、腰腿疼痛等毛病自然都会痊愈。

第十一节　少生气，多忍辱

一个不能忍的人，他不能成气。不能大忍的人，不能成大气。什么叫大忍？大忍不是说别人讲是非话题你听不下，而是别人当面侮辱你，你能够谈笑风生把它挡下来，这就是最高的功夫，叫"习忍笑忍"。

有人对我说："哎呀，网上有很多骂中医的，讲中医不好的，你弘扬中医，别人都来诽谤你啊，还说了很多难听的话。"我说这些东西我都听不见，为什么呢？我能够忍下来。

凭什么？凭我看木瓜树，有两颗木瓜树，一颗木瓜树被别人拼命丢垃圾，将苹果皮或香蕉皮丢到它身上，结果这颗木瓜树硕果累累。另一棵木瓜树没被丢垃圾，长得干瘪瘪，果实很少。所以说你能把别人的批评真的吸收到自己的骨髓里，那你的成就会很大啊！

"少生气，多忍辱"，这一条很重要。因为酒、色、气是惩罚人生命之树的三把刀。

砍伐生命之树的第一把刀是酒，"酒是穿肠毒药"。上一次有个患者说他常喝酒，得了肠胃炎，问我怎么办？我说把酒戒了吧，少喝酒，湿热就少，肠胃也就好了。

第二把刀是色，"色是刮骨寒刀"。有些人爱上网看不健康的视频，看多了，骨头都是松的。有一个孩子，他才初二，就看那些邪淫的画面和不健康的影片，看了以后呢，体育课上，一跑步骨头就摔断了。那骨头都是脆的。因为骨头油都被掏干了，所以青少年不可以邪淫，邪淫以后，骨头都是空的、松的，骨头油都掏干了。

第三把刀是气，"气是下山猛虎"。就说一个人一生气，整个气场就乱了。所以要少生气，多忍辱。

我治疗一个乳腺增生患者，增生得很厉害，鸡蛋大小，还好能推动，我让她回去用橘子叶泡茶，一次一把。把橘子叶阴干了，放在家里泡茶，一生气就拿这个来泡浓浓的茶，喝完就会放屁，那些气就会随着肠腑排出体外。她连续吃了一个多月，乳腺增生全部消掉了。

所以很多妇人得乳腺增生，是因为生小气多。小气如果少了，这个病也少了。所以我们说毁掉人生有三种气，哪三种气？小气，闷气，还有傲气。

我们前天讲了，一个人看他有没有出息，就看他是不是经常因为小事发脾气；是不是经常堵在那里撅嘴，这也不好吃，那也不好吃，生闷气；他是不是一有成绩就飘了，骄傲了，傲气。如果有这三样，这个孩子成不了才。如果没有这三样，他成绩虽然没那么好，但将来一定是人中龙凤。所以说你能够降伏得住你的那股气，你就是人中龙凤。

第十二节　少找茬，多让步

第十二条，"少找茬，多让步"。这是治心脏病最好的医嘱。我告诉你一个人老容易讲是非，传是非，搅是非，他的心脏就好不到哪去。

一个人老容易让是非，熄是非，平是非，他的心脏好得不得了。所以在庙宇里我们常可以看到一句话，"能息事宁人的人命长"。

那些长寿老人都有一个特点，碰到一些事情"起火"了，他不去煽风点火，他去救火，去熄火，去做和事佬，这样的人寿命就很长。和气生财，它不单生财，而且还能长寿命，所以这一点非常重要。

有句话叫作"计较是贫穷的开始"。你看一个人老爱跟街坊邻居、卖菜的人计较、砍价，这个人肯定很穷、很低微。

爱计较的人，没有哪个人真正富有，真正富有的人，都是心怀宽阔的。为什么呢？计较会让你心肌堵塞。而让步呢，让你心胸开阔。所以让开让开，争窄争窄，一争它就变狭窄了，血管，一让脉道就开了。

上次有一个心肌梗死的患者找到我，他说世界上最贵最好的药他都能买得到，但是吃了，短暂性效果还好，随后又不好了。

我给他说了一招，保证他心脏病都不会再发作。你们用了这招，你们的心脏也可以多用二十年。什么招呢？就是要做到以下三点：

> 第一，走路要慢，不要快，不要着急。
> 第二，吃饭要慢，要细嚼慢咽。
> 第三，讲话要慢。

一个人讲话经常插别人的话，爱插别人话的人，心脏都容易堵。别人话都还没讲完，他就没有耐心再听下去，横插一句，急火就攻哪里？攻心啊！

性急的人，心脏多少都容易受损。如果你天天性急，你心脏天天受损。所以三招，吃慢一点，讲慢一点，再走慢一点。现在人很少走路，那就开车开慢一点。

那个患者听后说："这三样，简直样样击中我的要害，是要我的命啊！"我说："不是要你的命，是要治你的病。"结果他就按这三样慢慢来修，然后配合我给他开的调肠胃的药，到现在大半年心脏病没再发作过，那些进口药也没再用过了。

所以说不要较量，不要争先恐后，要放缓你的脚步来走路。

我们讲过一个很精彩的故事，有个小伙子到丽江古城去旅游，当时有个老阿婆走得很慢，小伙子看她像蜗牛那样慢，很不爽，然后小伙子说："阿婆为什么买菜不走快一点？"然后老阿婆故意问他："小伙子，人生的终点是什么？"那小伙子说人生的终点是死亡。然后老阿婆说："既然是死亡，我为什么要走那么快？"所以说，只有慢慢来，你的生命质量延长了，你享受的东西才多。

我们前段时间准备种菠萝蜜，但错过了菠萝蜜的播种时间，有个朋友就很可惜地说："哎呀，早知道我早点搞，或者我现在回去抓紧帮你补一补，看看能不能多搞几个菠萝蜜出来。"我说："不用，宁愿少种一年，慢种一年，我只要多活十年，我什么都吃回来了。"所以说看似慢的很多行为，但是你寿命长了。

所以你不要太早催孩子发育成熟，他看似慢了，但是他的生命质量好了。孩子的生命长度是他发育期的5～7倍，以前我们父辈和祖父辈，他们大概十五六岁，甚至十七八岁才发育，乘以5～7倍，他能健康活到八十至一百岁。而当代人呢，好多是十二三岁就发育，所以乘以5～7倍，到六七十岁就衰老了，就坐轮椅了。

我们祖父辈七八十岁还拿着锄头，哪里知道什么叫轮椅，为什么呢？晚发育，这一条很重要。

第十三节　少批评，多赞美

我们再看"少批评，多赞美"。

赞美很重要，因为一个人懂得赞美以后，他膻中气就足，膻中气足他就不会得抑郁症。所以有一句话叫作"正发心，除非人赞人"，想要家庭好，大家就相互赞美，赞美人很重要。

因为一个人懂得赞美别人，他心中的能量统统会强起来。样样都想苛求别人的，暗耗心血，他就老容易皱眉，眉头皱久了，心脏就有裂痕，因为从一个人的眉间就可以看出他的心脏好不好。我看到好多人眉间有悬针纹，悬针纹相书上记载，一条悬针纹，主老年孤苦，若有三条，那就苦不堪言啊。

你去看，人一思考，眉间就皱起来；一笑眉间就绽开来。好多人四十岁以前都没有悬针纹，一旦四十岁以后，焦虑的事情多了，他就有了。而且运气越背，纹路越深。就好像一把剑把这里劈开了一样，命运很不好。

悬针纹一出现，心脏就不好，心脏部位很容易出现胸闷，或者胃胀。你一批评人，一照镜子就是皱纹，你一赞美，这里是平展的，所以这里就是你的心脏表现。

第十四节　少煽火，多劝阻

"少煽火，多劝阻"。为什么呢？因为你发现煽风点火的人一般命不长，老是去做和事佬、劝别人不要吵架的人命比较长。所以碰到一些事情要多去平息它，那你身体也会处于和谐状态。

第十五节　少过招，多爱护

第十五条，"少过招，多爱护"。有些人很喜欢逞一时口快，老跟别人斗嘴，其实斗嘴皮子是没有半点好处的。而提高我们的境界，好处多多。

一个人会斗嘴皮子，说明他对自己的实力还不够自信；真正对自己实力自信的人，是不会轻易跟别人辩论的。

在临证或者跟师时，师兄弟们经常会有各类辩论，我一个都不参与。为什么呢？因为我知道，只有拼命学习才是唯一的出路，包括做生意或者工作也是，闲话只要不说，你的正事会做得越来越好。

第十六节 少泄气，多鼓舞

我们再看下一条，"少泄气，多鼓舞"。之前有一个老爷子瘫痪了，坐轮椅，他经常看电视，很喜欢看足球赛，家里人不让他看了，他就很郁闷。他有一个愿望一直未了，就是好好看一场热血沸腾的现场球赛，最后为了满足这个愿望，家人带他一起去看足球赛。那场足球赛实在太精彩了，来来回回、热热闹闹踢球，他关注的球队连进七球，第一球，他一看就鼓掌了；第二球，脸红了；第三球，腰板直了；第四球，吼出来了；第五球，腰部突然觉得通开来了；等到第七球，猛鼓掌，突然站起来，他自己都不知道。

少泄气：你老批评别人，看别人不顺眼，你就会泄气，你一鼓舞别人，你的气血就起来了。所以一个人病倒后，最怕别人讲一些吓他的，把病讲得很重，他就真的没有希望了，没有信心了，他就像泄气的皮球，弹不起来了。

所以说要做充满气、饱满的皮球，一丢下去就弹起来，世上给我的挫折压力越大，我弹得越高，这个是真正的足球精神，也是做人的精神。

踢球的经验告诉我们，气打得越足，你踢球，它弹得就越高。所以人只要气足，给他压力的越大，他成长得越快。当你气不足的时候，压力一压下去，就瘪了，弹不起来了，站不起来了，一辈子都窝在那里。

所以好多瘫痪的人，先找到他的兴趣爱好是什么，抓住他的兴趣爱好，如果对大家都有意义的，让他去做，去关注，老年人最怕没有兴趣。对什么都没有兴趣以后，他本来身体好好的，最后都面无表情。一旦有了兴趣，球赛有的时候比中风药还管用。这个说出来，很多人不相信，但是有些事情往往是药外之药，方外之方，那是真正的药方。

第十七节 少抱怨，多祝福

"少抱怨，多祝福"。大家可以看一本书叫《不抱怨的世界》，这是一个心理学家写的一本书，治愈了很多人。他说："让每个人手腕上戴一个手环，如果一抱怨，不论抱怨什么，就把手环戴到另一边，又抱怨，再换，能够保持二十一天都没有换过手的，这个人起码是领袖级的人物。如果老是换来换去，活该一辈子走下坡路，你都很难有出息。"

为什么呢？抱怨会让你变得没有气，没有傲骨，没有自信。所以要少抱怨，多祝福。看到一些不好的人和事，去祝福他；看到好的，向他学习。如果看到不好的，抱怨他，看到好的，又去嫉妒他，这就麻烦了。

第十八节　少苛求，多宽恕

人很奇怪，有些人房大、车大、公司也大，但最后呢，因为心肌梗死人没了。为什么？因为他一直苛求别人，别人受不了，他自己也总心堵。你的心量放大以后，你的病就小了。心量一狭窄，你的病就变大了，所以我们经常讲一个人眼界一高，烦恼就少了。

我以前在车城学医，路上都是密密麻麻的车，跟老师去爬牛头山，上到小山，你看那车子很大；上到大山，你看到车子很小；再上到高山呢，车子小如蚂蚁，可忽略不计。所以人境界越高，眼界越高，烦恼就可以忽略不计了。

所以你的胸怀度量一大，懂得宽恕人，你的病就小了。所有小病变大的都是纠结，不开心，不宽恕人。所有大病能化小的，都是心量变大的。

我们一进寺庙，首先看到微笑的大肚弥勒佛，所以你们记住这句话就可以医病，叫"待人开口笑，处事大肚皮"，就是说处理事情要大肚皮能容，待人要开口笑，你的生意就会越做越好。

有一个五金店的老板，自从我去以后，他的生意变得特别好。因为我教了他一招，如果你每天都噘着嘴，那顾客上门都知道你这是背运，背运他怎么会来你这里，来一两次就不来了。若你每天都是开口笑，很开心，那别人来你这里都觉得你的运气一定很好，也要来沾你的好运，自然生意就很好了。所以这个就是少苛求，多宽恕之道——小可以调身，大可以经营你的生意。

第十九节　少贪求，多知足

我们有一个《知足歌》，实在是太厉害了。因为时间有限，我们只给大家略微介绍一下。孩子只要常唱这个知足歌，他就会很好带。为什么古人讲，富人家的饭好吃，穷人家的孩子好养。以前那个富人就在感叹，说要是自家孩子像穷家孩子那样好养，就好了。

为什么很多家庭一富有，孩子就难养了？因为他不知足。我们为什么说我们很幸福？你思量疾病苦，健康就是福。你去想想生病很苦，那你健康已经是福了。

思量癌症苦，那生小病也是福啊；思量死亡苦，那你长个瘤子也算福啊，起码不会死；思量战乱苦，那生在太平时代就是福了。我们祖辈以前打仗时，那多苦，流离失所，一口饭都吃不饱。现在很太平了，无所事事都能吃饱，这个就是福了。所以人要是不知足，他永远没福。所以福气不是追求你未得到的，而是珍惜你现在拥有的，那就是福！

当有人噘着嘴来找我时，我都说："哎呀，我还羡慕你呐，为什么呢？你年轻就是福嘛。"所以马云最羡慕年轻人了，他们比马云年轻了二三十岁，那二三十岁多好。老年人宁愿将身家性命跟年轻人换，但是没办法换，所以年轻是福。

思量老人苦，年轻就是福。你看老人老态龙钟，他是在给你现身说法，在给你上课，你再不珍惜，你很快就像他那样了。

所以孩子用这种知足教学，孩子会聪明伶俐，而且很容易养大。

第二十节　少冷落，多关注

要少冷落周围人，要多关注，热心待人。你发现热心待人不仅是对别人好，而且让你自己的境界也变高了。一个人一旦冷落他人的时候，他也会变得冷漠，冷漠久了，心脏就会堵塞。

所以为人热情、尊重别人的人，他的命很长。当时我看一个关于李嘉诚的视频，一个服务员给他倒水，他接过水后还点头说谢谢，后来才明白对别人尊重不是别人很厉害，而是你很厉害。

所以少冷落，多关注，连他周围的仆人、员工他都能关注到，这个是高人。

第二十一节　少嫉妒，多配合

> 世间只有两种人会幸福：
>
> 第一种人就是很努力地为世人谋福祉的，就像领导级的人物，在前面冲的。
>
> 第二种人是毫无保留、踏踏实实跟着他一起干的。
>
> 中间那些呢，都是不幸福的。既不能跟好领导，自己又做不了领导，这是最苦的。自己很想做领导，但是又做不了，又放不下架子去跟着有水平的人干，又不佩服他，就没出路。

所以我们中国人造字很厉害，"服"通"福"，佩服的"服"和五福临门的"福"。你只要服从圣贤的教化，服从祖宗的智慧经典，那你的福气就有了，所以"福"者"服"也。

大家能够来这里听课，其实都有福的。

我跟大家讲一个案例。你看我们潮汕功夫茶，如果吃了一辈子功夫茶，你还不懂得这个道理，那茶白喝了。功夫茶有个特点，茶壶要永远比茶杯高，茶杯永远要在下面，不要在上面，茶杯才能接到水。如果你把茶杯举到高处，别人就无法给你倒茶。所以客人拿茶杯，要先服气、先佩服，然后水才倒得下。

你得佩服中国文化，你才能够得到中国文化的精髓。以前万国来唐朝、汉朝取经，学习东西，他们是从心里佩服，连图章都搬回去，所以他们学到东西了。如果眼高于顶，杯子举到头上去，那谁给你倒茶？

第二十二节　少关闭，多接触

"少关闭，多接触"。不要把自己老关闭在房子里，像关小鸡那样，那样迟早会郁闷。我以前碰到一个要自杀的患者，因为他长期自闭，抑郁了，后来，他到我那边去，跟我一起习劳以后，就开心了，也不想自杀了。

人体的细胞一旦没气了，自动会消融。人心胸如果没气了，那自杀念头就会起来。所以如果你有轻生的念头，赶紧用红参、麦冬、五味子生脉饮补气，气一补足，自杀念头就没了。

有一些怕死或者梦见死人的，灌几瓶生脉饮下去，这个感觉就没了。气一足，那些郁闷、轻生的感觉就会消掉。

所以很多人很可怜啊，中医接触得少、接触得晚，导致大好苗子选择了轻生这条路。如果他知道自己处于抑郁状态，母亲给他疏肝解郁，多去接触大自然，他很快就会变得活泼，很快就精气神饱满，龙精虎猛。

第二十三节　少盘算，多糊涂

我们再看"少盘算，多糊涂"。难得糊涂啊，我告诉大家，小事你统统要糊涂，不要计较。不计较，那就能活到一百岁。一旦计较了，那个寿命就短了。

所以较量就是寿命的杀手。

碰到一件事情，你在那里砍价砍了半天还砍不下来，耗掉了多少心血，这些心血用多少钱也买不回来。所以少盘算，多糊涂。

第二十四节　少骄傲，多谦虚

"少骄傲，多谦虚"，这是收尾之句。因为一个人有没有福报，看他谦不谦虚。

一个池塘处于一个地区的最低处，它就能接收四面八方的水。一个湖泊处于一个区域的最低处，它能接收整个区域的水。大海最谦虚，能接收天下水。所以一旦这个家族不谦虚了，这个家族的败象、衰象就出来了。所以有成绩的时候，要懂得谦虚；没成绩的时候，要懂得勤奋。这句话送给孩子，当你成绩不好的时候，你要懂得勤奋；当你成绩一好，要懂得谦虚，那么你这一辈子就会很圆满。

精彩回顾

- 水至清则无鱼，血至净则无病。水很清的时候，那鱼就没有了；血很干净的时候，那些细菌、霉菌、癣毒都会干干净净。
- 粗活养人，粗饭养身。
- 物必先腐而后虫生。
- 动一动，少生一病痛；懒一懒，多喝药一碗。
- 盐能够让气血沉降，可是食盐过量，会使血管硬化，以前的人杀猪、杀鹅、杀鸭，血一出来，抓一把盐下去，血就凝固了。所以吃的过咸，血脉会堵塞的。
- 你想冰清玉洁，就多吃清蒸煮；你想毁容，就多吃炸煎烤。
- 烧烤毁人容，冰冻断人种。
- 小孩不怎么爱吃饭的时候，培养他吃苦的习惯，从喝茶、吃苦瓜开始，他就不会有那么多炎症。
- 你把唾液吞下去，那就是比燕窝还珍贵的金津玉液。
- 人也一样，像打吊瓶那样，大概花半个小时左右把一碗水趁热喝掉，你血管的瘀堵就会融化开来。
- 人生只有两种病，一种就是懒病，另一种就是吃病。
- 管住嘴，迈开腿。
- 只要人有信念不倒，他就不会病倒。
- 火热、炎热怕睡熟的人，觉睡得很稳、很熟了，所有虚火都会退下来。
- 从外边被别人打破的，那就是鸡蛋；自己从里面闭关修炼的，一破而出的，那就是生命。

方药集锦

中老年人手酸软乏力：桂枝汤加当归。

脚没力、走路膝盖响：六味地黄丸加杜仲、牛膝。

老年人不管吃什么都不消化：多吃素；天天用手反复揉腹。

吃撑吃胀：黄荆子煮浓水。

血压高失眠而且嘴唇乌暗：醋泡花生。

酸梅汤：既能够开胃，又能够下火，还能够让神经放松睡个好觉。

满脸都是痘：十五天不吃炒菜，只吃水煮菜。

口腔溃疡：醋都不管用的，要吃点莲子清火，或者晚上用点苦瓜清煮。

小孩牙齿不好：刷牙不如喝茶，每天给他喝一小杯茶，淡淡的都好，但是这个茶水，不能多到当水喝，喝茶多了利尿，反而伤肾。

熬夜红眼，心烦气躁，睡不着觉：穿心莲片。

壮腰：

- 吃核桃，你必须要反复地嚼，要嚼到粉碎，然后再慢慢咽下去。
- 叩齿养生法。
- 千口一杯饮。

口腔溃疡：失眠以后虚火上升，用清火消炎不管用，需要少熬夜，睡足，用酸枣仁汤。

牙痛方：生麻黄5克，生大黄8克，生甘草5克，薄荷5克，这是常规剂量。

健康之道

第一节　读经三法

我们刚才听到大家读《弟子规》，声音很洪亮，听得我一身浩然正气。我跟大家讲，读书可以改变你的气质，改变你的身体。但很多孩子却因为读书，身体变差了，为什么呢？因为他没掌握方法。读经三法，你们掌握好了，越读书，身体越好。

第一，声音要洪亮。刚才大家声音很洪亮，因为洪亮的声音可以长养我们的肺气，使我们的肺活量变大。一个人肺活量变大了，做什么事情都很轻松，都不会很困难，所以声音要洪亮。

第二，吐字清晰。《弟子规》中讲："凡道字，重且舒，勿急疾，勿模糊"，所以说吐字要清晰，不模糊，说明这个人逻辑清晰，记性好。

第三，言语要缓慢。有些人不知道如何读书，他读得很快，就容易着急上火。所以说读书不能像"水过鸭背"，里面的内容都记不住。读书一定要缓慢。

你们记住，按照这三法去读《弟子规》，效果就很好。

第二节　筷子的德行

我们今天要跟大家分享的是健康之道！健康首重饮食，"对饮食，勿拣择，食适可，勿过则"。

吃饭第一条对饮食勿拣择，讲的就是不要挑食，挑食的孩子营养不全，就会长得歪瓜裂枣。

"食适可，勿过则"呢，讲的就是吃饭之道，七分饱就好了，不要吃撑了。吃撑了，肠胃充血，头脑就会缺血。

今天讲的饮食之道、健康之道，要先讲筷子。大家知不知道筷子有五种德行，如果你知道这筷子的五种德行，我告诉你们，你们每个人都可以作为未来的健康使者。有哪五个德行呢？

第一，筷子是竹子做的，竹子是有节的，所以一个人要能节制饮食，他拿筷子才会健康，不可以狼吞虎咽，不可以吃饱、吃撑。所以有人说竹报平安，家里种盆竹能平安吗？不一定，但是你能够像竹那样有节，节制你的饮食，不要吃撑了，少吃零食，那你身体就会平安，这就是竹报平安。

第二，竹子还有第二个特点，竹子中间是空心的，所以吃饭的时候要谦虚，因为中空就代表谦虚，一个人吃饭趾高气扬，他身体好不到哪里去，吃饭要谦虚。

我们再看筷子还有什么特点？夹菜的时候两根筷子都动能夹到菜吗？夹不到，假如两根都不动能夹到菜吗？不能。夹菜一定是一根筷子不动定在这里，一根筷子动把菜夹起来。所以我们身体健康很简单，身动心静，益受良方。

就是说我们读书的时候心要静下来，而到操场上运动的时候，身体要奔跑起来。所以学校为什么要学生做课间操、上体育课，就是让学生身体动起来。

为什么要让你坐着静悄悄读书啊，心静下去你就会学到很多东西，所以有些孩子坐下去，屁股像橄榄一样滚来滚去的，这个是读不下书的。到操场的时候，又像石头一样不肯动，无法锻炼身体。所以筷子告诉我们，身体要动要跑步，心要安静，那么你就能把书读好，把饭吃好。

筷子的第三个德行，筷子一个头是方的，另一个头是圆的，所以它很灵活，圆头可以使得各个面都能夹到东西，而方头的可以将其放在桌子上，不会滚来滚去。所以筷子告诉我们，对周围的朋友要外圆，对自己呢，要内方。

你们见过以前的铜钱吗？铜钱外边是圆的，里面是方的，也就是说一个人对自己要诚实，要讲信用，不说假话，要方方正正，清清白白，他就得到铜钱的一半了。对外面呢，别人误解你、骂你，你都不跟他计较，要跟他圆融，内方外圆，就是处事大法，这样你就可以财源广进，可以身体健康。

记住哦，筷子的一德、二德、三德与四德是身动心静、益受良方、外圆内方、诚实守信。所以老师今天用一双筷子让你们受用终生，而且你们每每碰到一些困难、一些障碍的时候，一想到老师这堂课，你就可以化解。

好，我们再看筷子的第五德，一双筷子是一样等长的，一模一样，它告诉我们要平等，不要挑剔。

就是吃东西的时候，青菜也好，鸡蛋也好，煮的也好，炒的也好，粥也好，饭也好，面也好，水粄也好，不要拣择，那你就得到了筷子的健康之道。

第三节　养胃五点

现在很多孩子吃东西一不小心就吃伤了脾胃，该怎么办？听了老师这节课，你们一辈子可以免受很多痛苦，并省下买药的钱。这节课讲的就是如何把自己的胃给养好，胃口好，身体好，胃口养不好，身体再好，都是假的，所以老师今天跟你们分享的就是养胃五点。

我来考一考大家，假如有一辆新的很好的自行车，还有一辆旧的很差的自行车，你说究竟是哪辆自行车用得久啊？我告诉你们，如果聪明的人他会这样回答，看是谁在用。

假如敌人有飞机、坦克，你有小米加步枪，最后谁打赢？你们要这样回答，看是不是我们中国人打，如果我们中国人打，小米加步枪也能胜飞机坦克，所以说要看是谁打。决定一场战争胜负的是人，决定你健康的，也是人。

所以说一辆好的车子，给"破坏王"骑，三天就给骑坏了；但是一个不太好的普普通通的车子，让一个懂事的女孩子来骑，她骑十年都好好的。

所以身体差不要紧，但是如果你不懂得保养，那就会成为大问题。所以好多人身体差，不要怕，老师教你们如何使用身体，保证把你们的身体养得棒棒的，这就是养胃五点。

第一点，要少点。

少点就是说不要看到好吃的就吃撑了，看到不好吃的就赌气撅嘴不吃，那你这个胃就会很差，看到好吃的不吃撑，看到平平淡淡的食物也要吃一点，身体就会很好。

上次有一个肚子痛的小孩子，他三餐都不吃正餐，只吃零食，结果天天肚子痛。老师让他家人回去熬淮山粥给他喝喝，天天喝一点，最后不用吃药，肚子痛就好了。所以你要懂得不吃撑，你的胃就好了，这是第一条。

第二点，要慢点。

你们有没有被鱼骨卡到啊？有没有吃东西呛到咳嗽啊？当你呛到了或者鱼骨卡到喉咙了，搞点醋来，小半碗醋慢慢喝下去，它就会化掉。因为酸的醋能够软化血管，软化你的着急，所以说想要身体好，吃饭不要着急，着急的人狼吞虎咽，就容易呛着，还没吃饭就听到咳嗽声了。不要着急，就不会咳嗽；不要着急，吃饭就不会吃伤胃，所以说第二点要慢点。

第三点，要淡点。

有没有孩子很喜欢吃辣椒，吃得很咸的？要想孩子身体好，要少喝饮料，多喝白开水，淡淡的白开水可以降火。

最近有一个孩子上火了，喉咙痛，问我该怎么办？我说你早上肯定忘了喝水，他说："是啊，一个多星期早上没喝水，大便都拉不出来，口都是臭的。"然后我让他早上起来喝一杯淡淡的盐水，也可以喝蜂蜜水，喝了再上学，喝了三天，口臭就好了，咽喉也不痛了。所以上火不是火气大，而是身体缺水了。

第四点，要软点。

你们这群孩子如果有脾气特别暴躁的、喜欢打架的、喜欢骂人的，老师现在教你们一招，保证你们学了这招以后，回去后就不喜欢骂人了。这招也会让爸爸妈妈、爷爷奶奶也不骂人了，这一招是什么呢？

大家看，一个火字叫什么？叫上火了。两个火加起来是什么字？炎，也就是说上两次火就发炎了。如果发炎了加三点水叫什么？淡，那个火气就淡下去了。

所以我们中国的文字很有智慧。为什么吃东西要软一点，特别是爱发脾气的人，越吃辣条子、煎炸烧烤、方便面等煎炸的食物，越容易上火，越吃脾气越大，越吃身体就越差。

所以上火的人吃青菜要吃水烫过的，不要吃爆炒的，吃东西不要吃油炸的，要吃煮的、蒸的，要少吃炒饭，多吃煮的粥。你这样吃，火气就退了，就不会骂人了。对人都是微笑脸。

吃东西我们要多吃软的，像玉米棒、淮山药，还有板栗这些，要少吃那些炸鱼肉、炸薯条等，炸着炸着你脾气就爆炸了。

所以当你们上火的时候，吃东西要吃得淡一点，吃软一点，火气就退下去了。记得早上喝一杯淡盐水，晨起第一件事情，最重要的不是刷牙洗脸，而是喝小半杯淡盐水下去，身体就会很舒服。

第五点，要暖点。

你们很喜欢喝冰冻饮料吗？你们知不知道在我们中国乃至世界，女性平均寿命是八十岁左右，男性是七十岁左右。为什么男的普遍都没有女的长寿呢？因为男的要吸烟喝酒，要吃煎炸烧烤，样样都要折腾自己的身子，很多男的要喝冰冻饮料，冻得牙齿打架还要继续喝。

现在为什么很多孩子的胃不好？很多孩子一到操场上踢完足球、打完篮球，浑身出汗，热气腾腾，然后会到小店里就买冰饮料，越冰越好，这种行为的结果是什么？我们先做一个实验，假如这是一个玻璃杯，我们把它放在火上烤热，然后突然间倒进冰水，它会怎么样？碎！你们高中以后做实验，把烧杯烧红后，老师叫你千万别放凉水，但是不听话的孩子，一放凉水，嘣，它就炸掉了。人的身体也是这样，如果你的身体热气腾腾，出了满身大汗，那个冰饮料一下去，一灌到胃，胃的毛细血管就会出血了。

深圳有一个小孩子，运动后回到家里，拿冰箱里的冰冻饮料来喝，喝下去后，口中就咳出血来了。因为毛细血管破裂了，然后送到医院里，把他救过来了。所以他以后再也不敢大汗淋漓的时候喝冰冻饮料了。出大汗就喝温开水，那你的胃就不会吃坏。

记得这养胃的五点，你们的身体肯定会养得棒棒的。

第四节 煮粥妙法

今天要跟你们讲煮粥的妙法，你们听了以后，将来没准儿就可以开一间白粥馆了，为什么呢？因为这个粥加了中药以后，它就能治病，身体不舒服时，回家煮粥喝，身体就会好。但是这个粥要加什么？老师现在要跟你们一条一条讲。

第一条，若要身体好，煮粥加大枣。

假如你们天天去运动锻炼，觉得跑步跑得没有力气了，回家让妈妈每天早上煮粥加几颗大枣，吃下去身体就会有力气。

之前两个孩子，跑步时一个老是跟不上另一个，后来一问才知道，原来另一个孩子的妈妈早上总给他煮粥加大枣，吃了以后他跑步跑得特快。所以大枣能够补人体的血气，还能补脚力。

第二条，若要不失眠，煮粥加白莲。

你们有没有过第二天要考试了，考试前晚上翻来覆去睡不着的？告诉你们压力大的时候，睡觉都睡不好，这时晚上煮粥加几个莲子进去，能够让你这个觉睡得好。家里长辈晚上老起夜，也可以喝这个粥。所以若要不失眠，煮粥加白莲。

第三条，风热头痛症，菊花煮粥灵。

有好多家里的老人高血压过后头很痛，天气热的时候头很痛，还有上课时老师教的内容老是记不住，然后拼命用脑后头很痛，怎么办？煮粥时加点菊花，就可以让脑袋放松。所以你们如果觉得读书的时候总是心烦气躁，就买点菊花，放在水里一泡喝下去，可以提高记忆力。

第四条，治疗腰腿痛，板栗煮粥用。

假如你们腿脚不够好，跑步跑不赢别人，走路又不够快，老是慢吞吞，冬季煮粥时加几个板栗，每天两三个。吃完后上学走路都特快，走如风啊！因为你的腰脚有力量，所以你走得快。

第五条，便秘补中气，藕粥最适宜。

你们有没有便秘的，凡是煎炸烧烤吃多以后啊，大便就会干，解不出来，这时呢，只要煮粥加点莲藕，吃上几天，那个肠道就很润滑了。

第六条，止泄又健脾，粥煮扁豆米。

拉肚子时，肚子里有些湿气排不干净，就煮点扁豆粥吃。拉肚子以后，要多喝这些淮山粥、扁豆粥，吃了以后肠胃就会恢复得很快。

同样两个孩子腹泻，一个吃药一直好不了，一个就喝这个扁豆粥，两三天就好了，所以这个扁豆粥是治拉肚子的。

第七条，夏令防中暑，绿豆从粥煮。

你们有没有觉得夏天军训的时候老是觉得有点中暑的感觉，没力气，这个太简单了，叫家人给你们煮点绿豆粥，吃了以后人就没那么烦了。

第八条，口渴心烦躁，粥加淮山药。

有些孩子读到眼睛都红了，打游戏打到眼睛红了，这时怎么办呢？读书读得太用功了，口会干燥，心会烦躁，这时就熬点淮山药粥，喝下去就不烦躁了。所以说你如果懂得这个粥养的办法，你们读书会越读越好。一出现小问题，我们就用粥去调身体。

第九条，想要利肠胃，玉米煮粥妙。

告诉大家玉米粥可以降血压，可以让你的肠胃变干净，所以常吃玉米棒，你的身体会很棒，玉米棒会把你的肠胃磨得很干净，脑子也会很灵光。

第十条，防治脚气病，糙米煮粥行。

你们只需要早上喝一些糙米粥，身体的湿、臭会排得很快，脚就不会臭了。

老师曾治疗一个脚臭的孩子，他在老远的地方都可以闻到他的脚臭，怎么办呢？脚臭的一个要少吃肉，因为肉容易酸臭，青菜就不容易酸臭，多吃青菜少吃肉，再搞点糙米粥，然后打赤脚再到操场跑，三天脚就不臭了。所以老师三天就可以把脚臭治好。

你们掌握了以上十条，你们以后的人生会更健康。

现场答疑

>> 1. 颈椎病

问：颈椎不太好怎么办？

答：你们如果老是伏案读书，读久了觉得颈部酸酸的。老师来讲一讲为什么颈椎会酸。颈椎像那个向日葵，你把向日葵搬到家里，它就会垂头丧气。你们老是在空调房里读书，又不出去晒太阳，颈椎肯定会酸。大家都说孩子是祖国的花朵，花朵要学向日葵啊，向着太阳，万物生长靠太阳，健康身体靠太阳。

猫的轻功很厉害，它可以飞檐走壁，但它老容易受伤，因为它跳上跳下，一不小心就受内伤了，但是猫的伤口很容易好。猫和狗相比，狗受伤了难好，猫受伤很快就好，知道为什么吗？分别观察一下两只腿受伤的猫，一只关在笼子里，十天半个月都没好；另一只猫会跳到屋顶，然后把自己的伤口对着太阳，结果两三天就好了。

所以太阳是疗伤最好的药，太阳可以让你的骨头变得坚固。即使你吃大量的钙片，但如果你不晒太阳，骨头都是脆的。你看豆芽菜是不是很容易断，因为它没接受过阳光，但是豆苗呢，它就很坚固，因为它晒太阳。不接受阳光的孩子将来就像豆芽菜，接受阳光的就像参天大树。所以下课以后，哪个孩子不出去晒太阳，他就不是好孩子。

想让成绩好，要记住一句话，"要学就学个踏实，要玩就玩个痛快。"所以说上课认真听，就长你的脑子；下课呢，就到外边去跑步、锻炼，就长你的身子，只有身子跟脑子一起长，那你才是健康的孩子。

现在很多人有颈椎病，是因为他们老在空调房里吹凉风，不去晒太阳，那颈椎就越冻越弯了；一晒太阳，它就直了。所以说要多晒太阳，少趴在桌子上看书、做作业，即使要做作业，你也要端身正意。

》》2. 气管炎

问："为什么我老容易咳、喘，爬坡都会觉得气不够？"

答：气管炎的根源就是肺活量变小了，肺活量一变小，肺打不开，它就发炎了。

家里墙角和水沟最容易长苔藓，因为它晒不到阳光。肺也是这样，你如果缺乏阳光，缺乏运动锻炼，气血不通了，它闭在那里，就容易长霉菌，然后发炎。所以想要气管好，每天要跑一跑。

我跟大家讲，气管炎还有一个问题，就是心胸不够开朗，比较容易纠结，压力大了，会让人觉得压得喘不过气来，所以说学中医很妙哦，你可能用一句俗语就可以解除他的病痛。就是说压力大，身体差，心态好，命好，你们记住这句话。

气管炎患者一定不要把家里的压力太当回事，要放下放开，不要今天考不到九十分，然后眉头皱得像锁一样，那你当然会得气管炎了。所以要多运动，加上心态好，那么气管炎就容易康复。

>> 3. 流鼻涕

问："为什么我的孩子总爱流鼻涕？"

答：只要流的鼻涕是黄的，黏黏稠稠的，那就是热；流的鼻涕是白的，清清的，那就是寒。

你们看夏天的河水是什么颜色？夏天河水没那么清，它是比较黄的；冬天呢，河水是白的。冬天河水很清，因为冬天冷，叫清冷；夏天呢，夏天洪水滚滚，水是黄色的，所以黄稠为热，清稀为寒。

只要流的鼻涕是白的，回去让家长给你搞点姜、葱煮在粥里，吃上一两次，鼻涕就止住了。这一招，葱姜粥治疗清鼻涕。

如果是黄的，你们就要去买点枇杷叶，或者搞点蜂蜜来吃，把火气降一降，鼻涕就会变清。流黄鼻涕的孩子要早点睡觉，不能熬夜，不能看太多的手机，也不能总玩游戏，因为越玩游戏心就越烦躁，心越烦躁鼻涕就越黄。

>> 4. 皮肤痒

问：皮肤痒怎么办？

答：凡是皮肤痒，不要吃发物。你们知道什么是发物吗？

发物就是鸡蛋、牛奶、海鲜，还有辛辣、刺激、发胀之物，都要少吃。这些吃下去，皮肤痒很难好。还有所有皮肤病的人都要注意，要多出汗。有一个孩子皮肤病，从头痒到脚。他以前天天坐在房子里不出汗，我让他出去跑出汗，每天跑步两个小时，结果呢，一个星期就把两年多的皮肤病治好了。

所以皮肤病就是出汗少了，要多运动，多出汗，那些汗酸排出去了，就不会痒了。汗酸关在里面，它当然痒了。你们有谁尝过自己出的汗吗？

没有尝过自己的汗太可惜了，它是咸的。汗水是咸的且带酸臭的，它就是身体在排毒。老师今天教你们一句话很管用，"流汗不留病，留病不流汗"，这句话很妙哦，流汗了你身体就不会留病，你老是不去出汗，你身体留的病是因为没流汗，所以说请记住一句话，"动一动少生病痛，懒一懒多喝药一碗"。你们懒在那里，不爱动了，不爱出汗了，那将来就要吃药苦了。人生有两个苦，一个就是到运动场上跑步锻炼的苦，一个是回家熬夜吃药的苦，你们选择哪个？聪明的人都宁愿选择运动出汗苦而不选择吃药苦，因为吃药还有副作用。

》》 5. 鼻炎

问："我的孩子得了鼻炎，每年春天就犯，总好不了，怎么办？"

答：我们很多孩子都有鼻炎，我们来讲一下鼻炎。鼻子是沟通内外的通道，它是进出空气的通道，所以一个孩子如果不开朗、不乐观、不积极，不喜欢跟人沟通，很郁闷，郁闷久了就会有鼻炎。想要你的鼻子好，要热情，要多跟人打交道，不要像个闷葫芦一样。

所以说鼻炎第一个要少吹空调，第二个不要郁闷，第三呢，鼻炎时会鼻塞，老师让你们亲自去实践，你们只需要到操场跑两圈，鼻子就通开来了，但通开来只管一两天，你想要鼻子好，就得天天到操场去跑步。所以鼻炎很好治，就是吃一些常见的鼻炎药，加上天天去运动出汗，鼻子会变得很通畅，通畅的鼻子没有疾病。

》》 6. 治百病的"两手托天理三焦"

老师今天还要送一份大礼给你们所有人，对于所有问题都可以起到减轻的作用，大家都可以站起来，这是一招锻炼身体超级好的办法，不管是鼻炎、皮肤病，还是头痛、气管炎，总而言之就是一个运动锻炼少了导致的疾病。这个运动即使外边下大雨，在室内照样可以练习，这个运动叫"两手托天理三焦"。首先站直，双脚与肩同宽，双手自然下垂于身体两侧。双手从身体两侧向上抬起，两手叉在一起掌心向上，仿佛要托起天空一样。体能体魄好的还可以把脚跟轻轻踮起来，记住，先别放，如果能够坚持五分钟的，那身体就不会有什么大问题。

这个是专门练身、练经络、练筋骨的，叫"两手托天理三焦。"练完以后你们身体会很好，鼻炎、气管炎也会痊愈，而且身体会越长越壮，胃口会越来越开，睡觉会越来越沉。只要能练上五分钟，身体差不到哪去，如果你连三分钟都坚持不了，说明你体质不太好，所以要勤练。这个就像向日葵开花一样，这个动作练久了以后，你们精气神更容易上到大脑，这个叫三花聚顶。只要能练到五分钟的，病痛就统统靠边站。

精彩回顾

读经三法：
- 第一，声音要洪亮。
- 第二，吐字要清晰，"凡道字，重且舒，勿急疾，勿模糊"。
- 第三，言语要缓慢。

筷子的五种德行：
- 竹子是有节的，所以一个人要能节制饮食。
- 竹子中间是空心的，所以吃饭的时候要谦虚。
- 身动心静，益受良方。
- 筷子一个头是圆的，另一个头是方的，告诉我们要外圆内方。
- 两条筷子是一样等长，告诉我们要平等，不要挑剔。

养胃五点：
- 少点、慢点、淡点、软点、暖点。
- 当你们上火的时候，吃东西要吃得淡一点，吃软一点，那个火气就退下去了。记得早上喝一杯淡盐水，晨起第一件事情，最重要的不是刷牙洗脸，而是喝小半杯淡盐水，身体就会很舒服。

气管炎：
- 气管炎的根源就是肺活量变小了，肺活量一变小，肺打不开，它就发炎。
- 心胸不够开朗，比较容易纠结，家里压力大了，会让人压得喘不过气来。

方药集锦

煮粥妙法

- 若要身体好，煮粥加大枣
- 若要不失眠，煮粥加白莲
- 风热头痛症，菊花煮粥灵
- 治疗腰腿痛，板栗煮粥用
- 便秘补中气，藕粥最适宜
- 止泄又健脾，粥煮扁豆米
- 夏令防中暑，绿豆从粥煮
- 口渴心烦躁，粥加淮山药
- 想要利肠胃，玉米煮粥妙
- 防治脚气病，糙米煮粥行

流鼻涕是寒的，是白的：搞点姜、葱煮在粥里。

流鼻涕是黄的：用枇杷叶或者蜂蜜降火，不能熬夜，少看手机和玩游戏。

皮肤痒难好：跑步两小时出汗，流汗不留病，留病不流汗。

鼻炎：

- 要多热情，要多跟人打交道。
- 不要郁闷。
- 吃一些常见的鼻炎药，同时天天去运动出汗，鼻子会变得很通畅。

第三篇

小儿十论

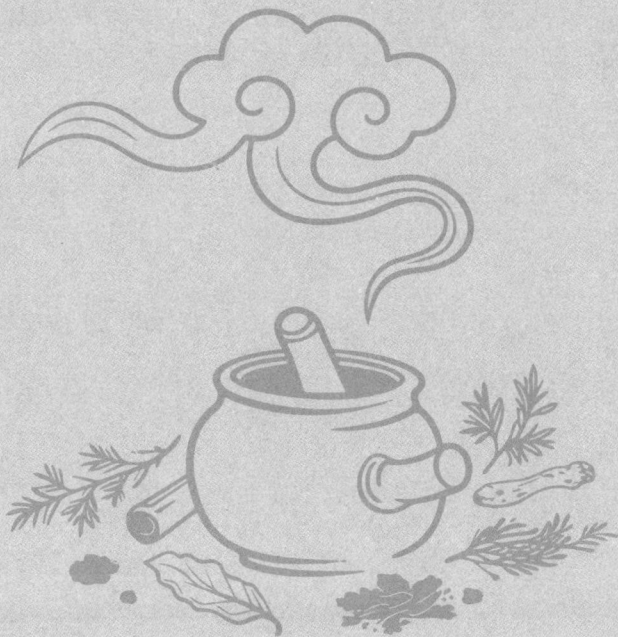

第一章

小儿的特点

这次我们开的新课程也是十堂课，叫"小儿十论"。如果我们讲完小儿十论，还有青年十论，中年十论，老年十论，到最后还有胎儿十论，五个十论，那需要五十堂课，七天一堂课，那么五十堂课我们要用一年时间来完成。

我以前我觉得讲一两堂课就很不错了，现在我喜欢"长征"，就是说眼光长远了，就不觉得路远；但是如果眼光短浅了，就会觉得路很远。

有些朋友走路去农场，几百米都觉得好远，我说："疲劳了，路就远；失眠的，夜就长；如果你无知了，你就觉得一生太漫长了。其实你觉醒了以后，发现人生很短暂，所以要珍惜当下。"

我为什么要从"小儿十论"开始讲，因为我们国学讲堂上有一条标语，上面写道"社会的希望在家庭，家庭的希望在小孩，小孩的希望在教育"，所以建国君民，教育为先。

我今天讲的第一论为小儿的特点。小儿有三个特点，大家只要记住这三个特点，养好孩子不是难事。为什么我们可以风雨无阻赶来这里讲课，因为我们的动力不是名利，而是愿力。我发现好多人最后不能成功，是因为他的动力是金钱，如果你的动力是愿力的话，你可以走得很远。

一、脏腑娇嫩

小儿第一个特点是脏腑娇嫩。什么叫娇嫩？你们都见过豆芽菜吧，还有长起来的小豆芽，或者小菜，小菜有个特点，一碰它就容易断。所以在农村里流行一句俗话，叫作能够种好小菜的，一般都能带好孩子。所以能够将那些花花草草养得生机旺盛的，她往往带孩子没问题。所以养孩子如同种小菜。

小菜最怕什么？第一它怕缺水。大家都知道，菜三两天不浇就蔫了，所以很多孩子会发热上火，他到学校里跑得浑身出汗了，却没有带热水瓶，等到渴了，体内已经上火了，再来喝水，就准备生病吧。一个热水瓶可以保证孩子的健康，这就是一个热水瓶的智慧。

有一个孩子老是扁桃体发炎，治疗后没多久就又发作，反反复复。我对家长说："很简单，你买个热水瓶，给孩子每天带热水，如果想口感好，可以加甘草，或加罗汉果，或加山楂，它会酸甜可口。"罗汉果泡出来的茶很好喝，而且孩子喜欢喝。喝了咽炎会减轻很多。他有个同学因为扁桃体发炎严重，都去做手术割掉了，但他因为一个保温瓶加罗汉果茶，扁桃体保住了。所以他的同学说："早知道用这个方法我就不用去动手术了。"

你缺水缺到一定程度，那真是火烧火燎。所以不是炎症多，不是火气旺，而是缺水，水少。你们说森林在什么季节容易发生火灾？在秋冬天，因为天干物燥，容易着火。所以说孩子要不缺水，才不上火。

第二，种菜的时候最怕什么？怕暴晒。要晒太阳，但是晒得过度了，容易中暑。所以孩子不晒太阳，骨子不会硬，但是你如果暴晒到中暑，这是过度的行为，不是中医中庸的行为。

有一个孩子在中午最热的时候回家，经常感到头晕，找不出原因。我问他："是不是中午回来太阳最猛的时候没戴帽子？"他说："对啊。"我让他中午再回家时戴个帽子，然后让妈妈给他煮碗绿豆汤喝，从此就再没有头晕了。

记住，午时的太阳最猛，这时候暴晒容易出问题。而上午十点前和下午四点后的太阳可以晒，这个时候晒太阳能够强壮身体。所以从小养苗的农夫都知道，当种小菜苗时，要用稻草盖一下，等它苗壮了，就可以掀开了。所以孩子中午的时候要适当戴草帽，等他身体强壮了，就不怕晒了。身体不强壮要晒早晨和下午的太阳，如果确实晒到头晕脑热，就一碗绿豆汤来解决。

第三，小菜还怕什么？怕寒。春天菜苗长得很好，突然间来一场倒春寒，菜苗全部死了。所以说小苗怕寒凉，就说阳春三月的时候，江南草长，它会郁郁葱葱，一旦突然间来一次倒春寒，结霜或者结冰一冻，菜就冻坏了。

你看我们南方一下霜，所有香蕉树全部枯掉，所以有句话叫"嫩苗最怕寒霜摧"。

有一个孩子老是肚子痛，找不出原因，吃了保济丸，还去打吊瓶，还贴脐贴，吃东西也是干净的，但还是肚子痛。我问孩子："有没有吃水果？"他说："有啊，天天吃苹果，因为一天一苹果，疾病远离我。"我说这句话是对的，但是如果你体寒了就不对，中医是辨证的。

比如说牛奶这些东西都不错，但是你如果身体有结石，你就不能碰；香菇也不错，但是你痛风了，你就不能碰。苹果、香蕉是好东西，但是如果你患有胃下垂、胃冷，你就不能碰。

孩子一天一个苹果，相当于大人一天吃四个苹果，你试试四个苹果吃下去，看看你还有没有胃口。水果是偏凉的，寒凉能伤胃。我让他把这个凉果去掉，买一瓶附子理中丸，结果半瓶吃完，肚子就再也不痛了。就是因为远离了凉果，胃肠运化有力量了。

菜苗还怕什么？它还怕虫子。所以孩子平时也怕饮食不干净，肠道里有虫子。所以孩子平时乱吃脏东西，要注意哦，肠子里很容易生一些虫子。虫子碰到哪种环境会生出来？湿。所以古人讲，湿生虫，无湿它就不生虫。肠子里没有很多湿气，虫也很难在肠子里留下去。

"木必先腐而后虫生"，你看木头块是放在高空阳光底下还是低矮腐湿的地方容易生虫？人也一样，必须肠道有湿气，各类霉菌才在肠道里滋生。如果孩子不喜欢跑动，他就容易生湿。有句话叫"人挪活，树挪死"。所以孩子要多运动，可以让身体湿气减少。

有一个孩子老是不爱吃饭，巩膜上有一团斑，那叫虫斑，说明肚子里有积滞了。斑老消不掉，还不爱吃饭，吃了很多打虫药没效，我说："孩子肚子是凉的，那药下去没效，像厕所里你把苔藓统统喷死过后，随后又长，你只有让风跟阳光进来，苔藓才不会再长，所以用附子理中丸温暖脾胃，吃了以后，叫孩子天天去跑步，去锻炼，去晒太阳。"半个月下来，孩子的胃口开了，眼睛的虫斑消得干干净净。

二、形气未充

小儿的第二个特点是形气未充。就是说他的气还不够，好像家里燃气不够的时候，水都难烧开。要把一壶水煮开，需要很大的火力。但是火力一不够，它就煮不开。

我碰到一个孩子，鼻炎老是好不了。我给他开药，刚开始吃药有效，但是一个月后又发作，我问家长孩子是不是老喝冰饮，他说他孩子从学校跑回来的时候，浑身是汗，冰箱一打开来，就喝凉的。

然后我给他做了一个比喻，让孩子改变了习惯，从此鼻炎就没有了。什么比喻？我说："假如这是一壶冰水，你要用打火机把这杯冰水烧热，那要用半打打火机，所以说冰水一喝到我们胃肠里，要把这些冰水烧热，那要多少的元气啊。冰水一下去，元气不够，鼻子就塞了。因为元气统统去烧胃肠里的凉饮了。"他一听，马上明白了，从此回家再热也不喝冰水了，鼻炎也没有了。

所以调整一个小小习惯，就调整了他的命运，改变一个小小的生活方式，就改变了疾病。

有的时候你不要怕病，我从来不怕疾病，我只怕疾病背后的因，所以说生病不可怕，但是你在生病过程中还不断造病，这个很可怕。所以说普通人，看到结果就害怕，但是真正明理的人，他是看到原因害怕，他不去造这个因，所以他不受这个病苦。

假如轮胎没有气了，你还在上面骑，轮胎很容易坏掉。所以孩子本身的气还不够，一吃撑他就消化不了。

有一个孩子老是头痛，记忆力也不好，上课就昏睡，家长打骂都没有用，因为他身体不行。为什么呢？原来他家里都是煎炸烧烤，谈到这些粥饮，男孩子都不吃，就爱吃肉和煎炸烧烤，吃多了，肠胃消化不过来，口臭、口干、口苦，头晕目眩，这些症状一出来，问我怎么办？

我说首先给孩子节食，怎么节呢？就用老萝卜干煮白粥，才喝了两三天，就饥肠辘辘，饥不择食，看到什么都想吃。孩子肚子里积滞一化掉，立马就灵动活泼了。所以很多孩子消化不好，并不是说他没办法去消化这些食物，而是你给的太多了。

以前孩子吃粗茶淡饭都可以养得白白胖胖，现在呢，食物很好，但却养了很多病。我们有句俗谚叫"若要小儿安，常带三分饥和寒"，还有一种说法叫作"想要小儿长得大，就要待他三分饥与寒"。三分饥是什么道理？就说未饱要先止，就说你还没有饱，没撑你就放下筷子，三分寒就说不要包的太暖，包的太暖了，孩子抵抗力会下降。所以孩子适当冻一冻，身体会好。

三、生长迅速

小儿的第三个特点是生长迅速。小孩子生长都非常迅猛，像竹子拔节一样，一个晚上它就拔好几节上来，非常快。竹子拔节的时候，你看那些竹节周围都是泥土，脏兮兮的，它一拔节就脱落，很干净、很漂亮，变成了翠竹。

所以孩子如果发育的好，百病都可以消。有些孩子在六七岁的时候就患上了肝炎，父母焦虑得要命。我让父母在孩子康复后带孩子去跑步运动，多喝水，晒太阳，等到八九岁，一发育，一长高，那肝炎自然就消失了。

所以小孩子的一些常见疾病，只要发育得好，都可以减少。特别是十五六岁是发育的黄金年龄，如果你懂得用一些中药去调理，孩子基本上都可以强壮起来。

跟大家讲一个方子，是我们当地常用的，用桑寄生，或者产寄生，产树的寄生，能够补肝肾，在发育阶段，只要吃了这个，孩子肝肾有力，他那些旧病就会痊愈，而且吃了这个后，普通的孩子都会多长高一两厘米。如果再配合运动，效果会非常显著。

小儿生长迅速，像那个竹节一样，节节拔高。因此，孩子生长迅速期间，最怕的事情第一个就是吹空调，第二个就是饮食积滞。

人体得病有四大常见病因：一个是熬夜，一个是心情不好，一个是外感寒凉，一个是内伤饮食。孩子熬夜比较少，孩子不像大人有那么多情志的纠结，他比较天真，所以最后两个才是小儿生病的常见病因，一个是容易伤风伤凉，第二个容易有食积。要想把孩子养好，第一要多晒太阳，第二要七分饱。所以养孩子有二宝：一，多晒太阳，二，七分饱。就如一句话所讲，"七分饱胜调脾气"，七分饱胜过吃健脾的药，晒太阳乃补阳方。这两句很关键。

有一个孩子得了鼻炎找到我，我让他回去买玉屏风散，同时让孩子只能吃七分饱，三餐以外的零食不要吃，结果鼻炎好得很彻底。家长很奇怪，为什么曾老师开出的玉屏风散就比别人开的有效，其实我开的也是别人开的药，只不过我在养生上会多提醒你几句，你听得下去，你治病的效果就会好起来。

■ 现场答疑

≫ 1. 流鼻血

问："我的孩子一上火就流鼻血，看着很吓人，有什么好办法？"

答：小孩子流鼻血大多是机体发育不全。有两种流鼻血，一种是吃了上火的食物容易流，鼻血是鲜红的，一上火或者一急躁，血就冲出来，这种流鼻血用白茅根30～50克煮水喝就好了，严重的还可以加生地黄和旱莲草各10克，这是治小儿流鼻血的特效方，基本上是十拿九稳的。还有一种是小孩子贫血、血虚所致的流鼻血，小孩平时嘴唇比较白，这种血虚流鼻血就要让他服用黄芪颗粒或者黄芪口服液，提高他的抵抗力，就不流鼻血了，这叫气能摄血，气能固血。

但是不管是哪种流鼻血，都要注意，心主血脉，要戒急戒躁，急躁的孩子容易流鼻血，也容易撞伤。所以孩子学了《弟子规》，"缓揭帘，勿有声，宽转弯，勿触棱"，不论是什么事情啊，要往那个缓和从容方面教，孩子身体就会好。《小儿语》有一句叫"一切言动，都要安详，十差九错，只为慌张，性躁心粗，一生不济"。一个孩子如果性子很急躁，心很粗糙，他一辈子都难以得志，会有很多问题，不单是身体。这是在提醒家长要注意什么，孩子流鼻血，急躁，就要戒骄戒躁。

>> 2. 尿床

问："我的孩子都6岁了，还总是尿床，是不是有什么问题？"

答：我们治疗小孩子尿床太多了，而且有些还没看到小孩子，给他开方过去就把孩子尿床治好了。因为孩子尿床总的来说都离不开肾，肾发育不完整，固摄功能不太好，所以我们有一个小儿尿床方，这个方子是十拿九稳的，金樱子、芡实各10克，黄芪10克，牛大力10克，山药20克，这都是补脾肾的。

假如一个地方的堤坝容易溃堤流水，那是因为堤坝不牢固，所以土能治水。我用金樱子、芡实、山药培土，牛大力和黄芪可以提高腰肾的力量，这个不单对小孩尿床有好处，对老人小便频繁效果也很好。

有一个孩子晚上常常换完尿布还要再来一泡尿，然后我跟他家长说，白天不要吃凉果，凡是尿床的孩子白天不要吃凉果，而且喝水要喝温热的，不能喝凉的，凉开水喝多了，它直走膀胱，容易尿床，你喝温开水它就可以暖起来，跑到皮肤。所以有些人一喝凉的，他汗就止住了，变成尿了，一喝温的，出汗了，膀胱经就把水蒸发出来了。所以这个汤方煮出来，不能放凉了喝，要趁热喝，小便就正常了。

孩子晚上尿床两三次，怎么办呢？我说用这个方子。吃第一剂，当天晚上就不尿床了，然后三剂药吃完，到现在都没有再尿过床。

最神奇的就是山里有一个孩子，一天要小便三四十次，没一会儿就要去小便，晚上也很频繁地上厕所。刚好我们在山里挖到牛大力，用牛大力来煮汤水，一次用20～30克，喝了当晚就一觉睡到天亮，没有再尿床。所以你们能买到刚挖的新鲜的牛大力，只需这一味药，就能治尿床。冬天吃最好。因为古人讲"冬季进补，来年打虎"，冬季补一冬，来年少病痛。补不是叫你大补，是吃山药、牛大力、板栗这些很平和的药煮出来的汤水喝下去，肾固摄功能就会变好。

>> 3. 多动急躁，说话粗鲁

问："小孩子多动、急躁，说话很粗鲁怎么办？"

答：我们中医叫作火气大，火气大的孩子比较急，急火攻心，所以这样的孩子，要少吃煎炸烧烤。记住三点，就可以把孩子的急躁降服下来。

第一要少吃煎炸烧烤的东西。因为烧烤的热气会让人脾气变大，吃煮的、蒸的，会让人脾气变得柔和。

第二要多运动。我发现人想要有好的心态，必须要有好的运动。你看那些富人还有孩子脾气很差的时候，那就是运动量少了，去跑步出汗以后，气血一流通，就不郁闷了，不郁闷就不会发火。所以孩子老坐在家里看电视、打游戏，不去运动跑步的，先是脾气不好，接着病气就来了。

所以说多运动可以解除烦躁。国外做过一个研究，同样两组人，一组人勤运动的，那治抑郁症的药一个一个丢掉，最后不用抗抑郁药了。一组不让运动的，抗抑郁药越吃越多，最后疯了。所以想让一个人生病，那很简单，不让他运动。所以我们有句话叫"动一动，少生一病痛，懒一懒，多喝药一碗。"所以孩子急躁，跟运动量减少有关。

第三就是要关注孩子的教育问题。因为孩子时期是心性教育最关键的时候，这个时候你如果教了俗知俗见，孩子会变得急躁；你教了正知正见，孩子会变得心安神定。

你想一下，作为亚圣之才的孟子，如果没有孟母的教诲，孟子就不知道是去杀猪还是去学哭丧了。为什么孟母要三迁，因为在山脚下看到人家哭丧，孟子就会去学哭丧，在闹市里看到杀猪的，孟子就会去学杀猪的吆喝这些习气，只有搬到学堂旁边一住，闻到读书声，他就开始学读书，就不躁了。

所以说光有好的家教，好的饮食还不够，没有好的环境，你照样养不出好的孩子。有个典故叫"墨子悲素丝"，墨子看到大染坊染丝，他说"染於苍则苍，染於黄则黄"。孩子是一张白纸，你放到黑社会一染他就黑了，放在圣贤君子里一染他就白了，所以看你怎么染，这点很重要。

以前有一个叫"百金买房，千金买邻"的故事，就说有个人去买房子，这房子值一百金，他非得要给一千一百金，人家问为什么？他说："他旁边邻居是有德之人，这一千金是买跟他做邻居的钱。"所以跟有德的人为邻居，那你气质都会变好。《弟子规》讲："能亲人，无限好，德日进，过日少。"所以说急躁的孩子多到国学班体验学习，他就会德日进，过日少。

孩子急躁时，你可以煲一些甘草水或者绿豆汤给他喝，秋冬天了可以把萝卜切成丝放些醋去腌，因为萝卜能下气，你看孩子很急躁，就搞点萝卜丝来下饭，气就下去了，而且它下火还不会伤胃。"萝卜上市，药铺关门"。萝卜有小人参之称，你如果善做糖醋萝卜，懂得这个治法，你以前看什么都发火的，吃了糖醋萝卜心就静多了。孩子平时咳嗽伴多痰，痰黄或者黏稠的，糖醋萝卜一吃就好。那些枇杷露、止咳水统统不用吃。冬季就是吃萝卜最好的节气。俗话说："冬吃萝卜夏吃姜，不劳医生开药方。"

≫ 4. 季节交替咳嗽

问："小孩季节转换的时候容易咳嗽，有什么方法？"

答：凡是季节咳嗽感冒的都是脾胃虚，因为中医讲脾属于土，能旺四季，四季交换出问题，就是脾虚。

老年人季节交换时关节痛，你只要给他补脾胃，喝黄芪水或者党参、大枣水，就好多了。

小孩季节交换，忽冷忽热，就咳嗽、流鼻涕，给他吃点参苓白术丸，吃了以后孩子抵抗力会提高，这个是健脾胃很好的药，吃了这个，季节的转换对他就没什么大的影响。

但是不管怎么样，孩子咳嗽了就是说明肺活量不够，所以孩子必须要锻炼，去负重和跑步。你看以前我们那年代甚至父母辈的时候，咳嗽少，而且即使咳嗽几天，很快就好了。为什么？因为那个时候的孩子要上山砍柴，要拉筋练骨，筋骨一拉通，肺活量变大，气息变得深长的时候，季节转变都无所谓了。气息一旦变浅的时候，抵抗力就下降了，病就多了。有一句话叫作"气长者病长，气短者命短，气绝者身亡。"气怎么才能变长呢？只有去运动锻炼气才长，你老是躺在床上，坐着看电视、玩手机，那气会越来越短，上楼梯都会喘。所以孩子要多爬坡，要多锻炼，然后再配合服用参苓白术丸，那基本上季节交替的咳嗽感冒症状就会大为减少。

≫ 5. 疝气

问："孩子得了疝气，医生说要做手术。为什么孩子会得疝气呢？"

答：一般像老人体虚才有疝气。

小孩子得疝气的第一个原因是先天不足。父母给他的先天精华不够了，父母虚的时候怀上了这个孩子。我见过一些小孩子才一两岁，甚至有些刚出生没多久就有疝气，小儿疝气是脾虚。所以这个时候要补虚，补先天，用黄芪煮水增强他的体质，吃山药粥来补他的脾胃。

第二个原因是小孩子后天失调。有个小孩子得了疝气，一着急就变严重了，一到学校剧烈运动，疝气就发作，后来只能休学。我说："有办法，让孩子缓慢地走路，不要急躁，不要狂跑，同时配合一些健脾胃的跟补中气的药，把中气一提，发育一良好就没有疝气了。"

我们还是那句话，只要你能够让孩子发育好，百病都可以消。接下来我们会跟大家一个个病来进行论述。

附录《小儿语》－四言

吕得胜，字近溪，河南宁陵人，嘉靖年间人士。他很关心儿童的教育工作，主张儿童具有认知能力时，就要进行正确教育。当时民间流传一些儿歌，如"盘脚盘""东屋点灯西屋亮"之类，他认为这些儿歌对儿童固然无害，但对品德修养以及后来的发展也没有什么好处。于是他编写出新的儿歌，用来代替旧的儿歌，是以成此书。

一切言动，都要安详。十差九错，只为慌张。

无论说话与做事，都要稳重和安详。几乎所有的错误，都是因为忙乱与慌张。

沉静立身，从容说话。不要轻薄，惹人笑骂。

为人处事要沉稳，从容不迫去说话。轻佻浅薄要不得，只会招人笑与骂。

先学耐烦，快休使气。性躁心粗，一生不济。

首先要学会耐烦，千万不要耍脾气。性情急躁心又粗，一生难得有成就。

能有几句，见人胡讲。洪钟无声，满瓶不响。

懂得一点小道理，对人自夸胡乱讲。要知洪钟不自鸣，清水满瓶不会响。

自家过失，不须遮掩。遮掩不得，又添一短。

自己身上有过错，不要遮遮又掩掩。遮来遮去遮不住，从此又添一缺点。

无心之失，说开罢手。一差半错，哪个没有？

不是有意犯的错，解释清楚就放手。小小差错和过失，谁敢说从来没有？

须好忍错，休要说谎。教人识破，谁肯作养？

良好的认错态度非常重要，千万不要去说谎。被人识破了谎话，谁还愿把你培养？

要成好人，须寻好友。引酵若酸，哪得甜酒？

要想做一个好人，一定要找对朋友。用的酒曲若发酸，哪能酿成甜美酒？

与人讲话，看人面色。意不相投，不须强说。

有话要与别人讲，要看别人的脸色。志趣想法不一样，强说硬劝要不得。

当面证人，惹祸最大。是与不是，尽他说罢。

当面指证他人过错，最容易招惹灾祸。是非对错，好与坏，尽管让他去说吧。

造言起事，谁不怕你。也要提防，王法天理。

制造谣言起事端，每人都怕招惹你。不过你也要提防，王法天理不饶你。

我打人还，自打几下。我骂人还，换口自骂。

我打了人他还手，等于自己打自己。我骂了人他还口，等于换嘴骂自己。

既做生人，便有生理。个个安闲，谁养活你？

既然是个活的人，便要学会维持生计。人人安闲不工作，谁人能够养活你？

世间艺业，要会一件。有时贫穷，救你患难。

各种生存的技艺，总要学会一两件。一旦贫穷难活命，能够救你出困境。

饱食足衣，乱说闲耍。终日昏昏，不如牛马。

吃饱了饭穿好衣，聊完大天闲玩耍。整天昏头又昏脑，不如牛也不如马。

担头车尾，穷汉营生。日求升合，休与相争。

挑个扁担拉辆车，穷人靠此讨生活。每日只为一升米，不要与他争长短。

兄弟分家，含糊相让。子孙争家，厮打告状。

兄弟姐妹要分家，含含糊糊相推让。等到子孙争家产，互相扭打又告状。

强取巧图，只嫌不够。横来之物，要你承受。

强取巧夺弄到手，所得还嫌不满足。意外得来之财物，终归要你把账付。

精彩回顾

小儿三个特点：①脏腑娇嫩；②形气未充；③生长迅速。

小儿三怕：①怕缺水；②怕暴晒；③怕寒凉。

- 一天一苹果，疾病远离我，这句话是对的，但是如果体寒了就不适用，中医是辨证的。

- 牛奶这些东西都不错，但是你身体有结石你就不能碰，香菇也不错，但是你痛风了就不能碰。

- 苹果、香蕉是好东西，但是你身体胃下垂，胃冷，你就不能碰。

- 湿生虫，无湿它就不生虫，肠子里没有很多湿气，虫也很难在肠子里留下去。"木必先腐而后虫生"，人也一样，必须肠道有湿气，各类的霉菌才在肠道里滋生。

- 调整一个小小习惯，就调整了他的命运，改变一个小小的生活方式，就改变了疾病。

- 普通的人，看到结果就害怕。但是真正明理的人，他是看到原因害怕，那他不去造这个因，所以他不受这个病苦。

- 若要小儿安，常带三分饥和寒。

小儿两大常见病因：①外感寒凉；②内伤饮食。

- 七分饱胜过你吃健脾的药，晒太阳乃补阳方。
- 一切言动，都要安详，十差九错，只为慌张，性躁心粗，一生不济。
- "冬季进补，来年打虎"，冬季补一冬，来年少病痛。补不是叫你大补，是把山药、牛大力、板栗这些很平和的药煮出来的汤水喝下去，肾固摄功能就会变好。
- 动一动，少生一病痛；懒一懒，多喝药一碗。
- 百金买房，千金买邻。
- 能亲人，无限好；德日进，过日少。
- 冬吃萝卜夏吃姜，不劳医生开药方。
- 脾属于土，能旺四季，四季交换出问题，就是脾虚。
- 不管怎么样，孩子咳嗽了就是肺活量不够。
- 气长者病长，气短者命短，气绝者身亡。

方药集锦

扁桃体发炎不动手术：

- 买个热水瓶，经常给孩子在热水里泡一两个罗汉果，想让水口感好，还可以加甘草，或加山楂，它会酸甜可口。

暴晒中暑：

- 中午戴帽子，喝绿豆汤。

寒凉伤胃、虫斑（白睛里头有斑）：

- 附子理中丸。

头痛，记忆力不好，上课就昏睡：

- 老萝卜干煮白粥喝。

治疗旧疾:

- 在发育阶段,只要吃了桑寄生,孩子肝肾有力,他那些旧病就会痊愈,而且吃了这个后,普通的孩子都会多长高一两厘米。如果再配合运动,效果会很显著。

鼻炎:

- 七分饱,三餐以外不吃零食,吃玉屏风散。

流鼻血:

- 白茅根30～50克煮水喝就好了,严重的还可以加生地黄和旱莲草各10克,这是小儿流鼻血的特效方。
- 血虚流鼻血服用黄芪颗粒或者黄芪口服液,提高孩子的抵抗力,鼻血就不流了,这叫气能摄血,气能固血。
- 戒急戒躁,急躁的孩子容易流鼻血,也容易撞伤。

尿床:

- 金樱子、芡实各10克,黄芪10克,牛大力10克,山药20克,这是补脾肾的。
- 鲜牛大力20～30克煮水。

多动、急躁、说话粗鲁:

- 要少吃煎炸烧烤;
- 要多运动;
- 教学教育:俗知俗见会变得急躁,正知正见会变得心安神定;
- 给孩子喝甘草水,或者绿豆汤,或者秋冬天用一些酸甜萝卜丝;
- 熬醋条萝卜。

由于季节交换、忽冷忽热导致咳嗽,流鼻涕:

- 吃点参苓白术丸,孩子必须要锻炼,去负重和跑步。

疝气:

- 黄芪煮水、山药粥。

第二章
感冒发烧论

我们都知道车子没油了就要加油，车子坏了就要修理。然而，当我们的身体出现能量不足的情况时，又有多少人能意识到需要及时调理呢？这时候就需要参加我们的健康课，这是一门为生命充电、为健康加油的课程。

第一章我们讲了"小儿的特点"，专门论述小儿的生理特点。

小儿的三大特点是脏腑娇嫩、形气未充、生长迅速。这三大特点如同幼苗，如果能掌握培育幼苗的方法，便懂得如何照顾好孩子。

小菜苗怕什么？第一怕暴晒。孩子如果晒得太厉害，容易导致缺水口干，这时可以喝些绿豆茶或红薯稀粥来滋阴润燥，增强抗晒能力。种植小菜苗时也要保持土壤湿润，水分充足才能抵御日晒。很多孩子因忘记喝水而引发炎症、感冒或发热，因此及时补水至关重要。

小菜苗最怕什么？怕肥料过量。适量施肥是补给养分，过度施肥则成毒害。在物质生活基本富足的今天，我们常常面临的是营养过剩的问题。

有一次我们浇了太多肥水，小菜苗全都枯死了。这说明小菜苗的承受能力有限，过量施肥反而会适得其反。养育孩子也是同样的道理，切忌过度溺爱，保持适度才是关键。这是第二个要点。

第三个小菜苗最怕寒冻。如今许多孩子长不高，原因何在？树苗何时生长最佳？春夏两季是树苗生长的黄金时期，而秋冬天气转凉时，树枝便开始落叶。虽然现代冰箱保鲜技术十分便利，但也带来了诸多问题。如果不加节制地让孩子过量食用冷饮和寒凉水果，将影响其正常发育。因此，发育不良的孩子应当远离寒凉之物。

上次有个孩子，总是喷嚏不断，头痛得无法上学。我说："这是夏天吹空调过多引起的，喝姜枣茶加葱白，连服三天就能好。"关键在于祛病根，感冒、打喷嚏和头痛都只是表象，而过度吹空调、贪凉饮冷才是真正的病因。中医治病的独特之处就在于直指病根。如果只治标不治本，就像擦拭影子永远擦不掉；一旦拔除病根，症状自然消失。所以《黄帝内经》说"治病必求于本"，这正是中医的精髓所在。

那么怎样治病求于本？今天的感冒发烧论，如果你们学得好，一年可以少得感冒发烧，一辈子也可以少生很多病，多活很多年。

有些人一见孩子感冒发烧就急匆匆来问该吃什么药。我说："晚了，应该在初期或即将发烧时就及时处理。"就像救火一样，是森林大火容易扑灭，还是一个烟头？当然是烟头。所以要有觉察烟头的洞察力，这需要很高的智慧。

漏水的屋顶，是下雨天修还是晴天修呢？当然要晴天修屋顶。同理，人不应等到生病才求医问药，而应在健康时就注重养生保健，这才是明智之举。

所以孩子为什么会生病？千种疾病皆源于一个原因：正气不足，故邪气乘虚而入。

我发现过去农村孩子打赤脚行走的年代，反而较少生病；如今物质条件改善了，吃穿不愁，孩子们却变得体弱多病。究其原因，在于赤脚接地气、勤于跑动能够增强体质。

上次有个北京的小女孩来山里参加山林体验班，她总鼻塞，妈妈希望她通过山林体验能树立健康的生活观。看到我们都打赤脚，她却赌气不脱鞋。我故意走到她面前说："你从北京来，北京有长城哦。"她自豪地回答："是啊。"我问："长城是用来干什么的？"她说："防外敌的。"我又问："人体的长城在哪里？"她想了想："皮肤吧。"我继续引导："长城是越厚越坚固越好，还是越薄越嫩越好？"她不假思索地说："当然是越厚越坚固越好。"

我说："既然越厚越坚固越好，那你为什么总把脚包起来，不赤脚让它变得更厚呢？"她听后立即脱下鞋子，跟我们一起赤脚锻炼。回去时鼻子就通畅了。由此可见，提高正气靠什么？靠双腿行走，赤脚徒步正是增强孩子正气的好方法。

感冒发烧通常具有阶段性特征，不同阶段需采取的治疗方法都不一样。根据个体体质差异，我们可将感冒发烧大致划分为几个常见的阶段。

一、感冒发烧初期阶段——畏寒怕冷

孩子一旦吹风、受凉或淋雨，最明显的症状就是身体发冷。我们前段时间遇到一个孩子，淋雨后回家直打哆嗦，该怎么办？我说："喝姜枣茶吧。"不必急着吃消炎药，热腾腾的姜枣茶喝下去，不一会儿额头就会冒汗，发冷的症状自然就消失了。孩子父母说："如果不及时喝这个，病情可能要拖上三五天，既影响上学又得去医院。"所以处理要迅速，要像小李飞刀那样快。

孩子一旦出现畏寒怕冷的症状，或受风寒侵袭时，应该立即饮用姜枣茶。你知道为什么许多成年人会患上风湿关节痛吗？这正是由于幼年时期未能注重保养所致。老年时期的疾病往往源于年少时的疏忽。那么年少时是如何招致这些病症的呢？主要是在年轻出汗后立即接触冷水所致。

我们学校有一位同学在剧烈打羽毛球后大汗淋漓，随即用冷水冲洗，结果还没毕业就出现了关节屈伸不利、疼痛难忍的症状。后来通过服用温中散寒、发汗的药物才治愈了关节问题。因此，我们在户外采药或活动时，若遇雨天归来，不论是否感到寒冷或出现鼻塞症状，都应养成饮用姜枣茶的好习惯。

> 具体做法是：切几片生姜，掰几颗大枣，加入适量红糖，将姜片和大枣一起煮，趁热饮用一碗即可。这个简单有效的方法能有效预防风湿性关节疼痛的发生。

当时我和师傅们一起上山采药，采完药材后便在冰冷的溪水中清洗。溪水刺骨，洗药时牙齿直打架，双手冻得发抖。回到住处后，大家一边整理药材，一边煮好姜枣茶。不出半小时，每人喝下两三碗热茶，此后两年间竟从未感冒，关节也不再痹痛。

因此，只要懂得预防措施，就无需惧怕这些疾病。之所以感到恐惧，正是因为缺乏必要的防范措施。

这一招对家庭主妇很管用。冬天经常洗手洗菜时，喝姜枣茶很有效。以前李时珍翻山越岭采药行医，山林清冷多雾露，他便想到一个办法：切两片姜含在嘴里再出门赶路，走到病人家时风寒不入，浑身充满阳刚之气。生姜辛散的特性能让身体微微发热发汗，抵御风雨侵袭。因此建议家庭主妇和孩子早上含半片姜片，对于平时容易鼻塞的人来说，坚持这个习惯很快就能见效。

我们接诊过一位鼻炎患者，我建议他上网学习糖醋姜的制作方法。患者坚持每天早晨和中午上学前各嚼食一块，一个月后，原本长期流清鼻涕的症状完全消失了。因此，对于鼻流清涕的患者，特别是因吹冷风、吹空调或饮用凉水后症状加重的，建议每日食用一两块糖醋姜。"早吃姜胜参汤"这个说法确实有其道理。掌握这个方法，可以有效缓解孩子感冒初期的症状。

二、感冒发热第二阶段——频繁打喷嚏

如果孩子并非畏寒怕冷，而是频繁打喷嚏，这其实是件好事。民间有云："人有三件宝"，指的是打喷嚏、出汗和排便，这三者都是人体排毒的重要方式。

人在即将感冒时，常会频繁打喷嚏。当鼻子受到刺激后，打喷嚏能帮助排出寒气。因此，如果发现孩子反复打喷嚏，应立即熬制葱姜粥给他喝。熬粥时产生的上层粥油特别好，正如古人所言"粥油滋阴之功胜熟地"。对于大病初愈或体虚力弱者，不必刻意进补，只需熬制淮山或小米粥即可。当身体难以吸收其他补品时，粥油却能有效滋补。在极度疲惫劳累之际，饮用粥油可滋养胃气，使人恢复舒适。

有一位电信公司的维修工人，经常需要外出作业，奔波劳累。每次收工回来都疲惫不堪，面对美食也毫无食欲。问我怎么办？我建议他越是劳累归来时越不要暴饮暴食，改喝些粥油调养。经过两三次这样的饮食调理后，胃口自然就能恢复如常了。

古人云："大渴不饮，大饥不食。"而现代人却反其道而行之，大渴则狂饮，大饥则暴食，终致大病缠身。须知越是口渴饥饿之时，身体愈显

虚弱，消化功能亦随之减弱，故当少食多寐。

有个小女孩每天要打上百个喷嚏，我建议她立即用葱来缓解。因为葱具有通中发汗、止虚的功效，其管状结构能上通表里、理气解郁；中空植物尤其擅长疏通人体管道系统。当你感觉鼻塞、频繁打喷嚏时，可以在粥快煮好时加入姜丝和葱花，煮沸后盖上锅盖焖两三分钟。揭开锅盖趁热饮用，待微微出汗后，喷嚏症状就会消失。这种方法运用的是辛温发汗的治疗原理。

三、感冒发热第三阶段——脓痰脓涕

感冒后，邪气逐渐侵入体内，随着病邪深入，病人会出现发热、咳嗽、咳脓痰等症状。此时鼻涕已由清稀转为浓稠，表明病情已化热。

当地小学的一名学生持续咳嗽，咳出的痰液黏稠且呈黄色。我建议其家人立即用鱼腥草煎水服用。鱼腥草具有清除肺部脓痰的功效，甚至对肺痈也有治疗效果，更不用说普通的肺部浊脓痰了。取30～50克新鲜鱼腥草煎水饮用，第2天脓痰症状即可缓解。如果没有鱼腥草，可用枇杷叶替代，同样具有清降脓痰的作用。可以取鱼腥草、枇杷叶各20～30克煎水服用，专治小儿咳吐黄脓痰之症。

如果孩子鼻流清水不止，可用苏叶与荆芥煎水服用。待汗孔开启后，鼻水自然止住，此乃一剂良方。

我们经常会遇到孩子感冒后伴随发烧的情况，发烧时全身酸痛难忍。针对这种情况有多种治疗方法，《黄帝内经》讲："体若燔炭，汗出而散"，意思是当身体像炭火一样灼热时，只要能够出汗、打开汗孔，发热就会消退。因此，最有效的退烧药就是发汗解表类药物。

孩子淋雨后出现流清涕、发热症状时，可采取以下方法：取荆芥、苏叶、艾叶等药材煎水，将煮沸的药液置于盆或桶中，用被单覆盖头部进行熏蒸，待汗出即见效。这种方法通过体表给药同样能达到解表发汗的效果，尤其适合不愿吃药的五六岁儿童。熏蒸后的药液可继续用于泡脚，促进全身发汗。需要注意的是，出汗后应避免受风，如此便可快速退热。"蒸头泡脚加洗澡，周身汗出风寒跑。"

有些孩子在食用不洁食物后会出现腹痛、呕吐症状，还有些孩子伴有腹泻、头痛及全身酸痛等临床表现，舌苔呈现白色。这些症状属于湿气致病，临床上称为胃肠型感冒。治疗方面推荐使用藿香正气制剂，建议家庭常备藿香正气水、胶囊或口服液等剂型，其中口服液口感较好，更易被孩子接受。

食用不洁食物引发腹痛、全身酸痛甚至呕吐时，可服用藿香正气口服液。孩子生病多与饮食不当有关，关键在于控制零食摄入。零食不节制，小病难痊愈。

如果遇到鼻塞或鼻炎患儿该怎么办？广西曾有一个孩子因长期鼻塞引发头痛，来我这里看病。我说："简单，只需用四味药：苍耳子、辛夷花、白芷和薄荷。将苍耳子散煎煮后装瓶熏鼻，一熏即通。"此方煎煮后药气芳香，具有开窍之效。正如我们闻到香气时鼻腔自然舒张，这个通鼻窍法效果显著。这四味药组成的苍耳子散是我治疗鼻炎的常用方剂。

鼻子不通的最主要原因在于脾。如今孩子们最容易出现的问题是久坐不动，要么看电视，要么玩手机，要么一读书就是半小时甚至一小时，半天都不活动。久坐会导致气机郁滞，郁久必生病。因此最有效的良方莫过于两样：一是通过运动发汗，二是节制饮食。这两者才能真正为孩子的健康保驾护航。

我每天早上起床后，首要任务不是洗漱，而是先喝一杯淡盐水并完成30～70个俯卧撑，具体数量视当天状态而定，通常保持在50个左右。我认为每个人都应该树立锻炼身体的意识。常有人说："工作太重要了，没时间养生锻炼。"对此我的看法是："工作如同乒乓球，掉在地上还能弹起来；而健康则像玻璃球，一旦摔碎就很难复原。"当工作与健康产生冲突时，要么选择熬夜硬撑，要么及时调整心态适应现状，或者果断更换工作。否则一旦健康这个"玻璃球"破碎了，想要修复就非常困难了。

四、感冒发热第四阶段——发炎

有些感冒发烧的孩子，初期症状往往表现为扁桃体发炎、咽炎、咽喉疼痛和声音嘶哑。这种情况多因阴液不足导致虚火上炎所致。对于这类患儿，日常需注意以下三点：首先应避免食用煎炸烧烤类食物；其次要多喝温开水；最重要的是保证充足睡眠，切忌熬夜，因为熬夜会损耗阴液，导致阴虚火旺。

我们此前接诊过一位扁桃体严重发炎的患儿，症状严重到连水都难以下咽，家属十分焦急。若病情继续恶化，恐需手术治疗。家属询问对策，我建议立即服用六神丸以开喉利咽，并配合扁桃体三药（威灵仙10克、白英10克、青皮10克）。此方药效峻猛，专治咽喉严重肿痛。我只开了两剂药方，家属很疑惑："不用多开些吗？"我解释道："其实一剂足矣，对于急性咽喉肿痛往往一剂见效。"果然服药一剂后患儿即可饮水，两剂后能正常进食，热退症消。由此可见这三味药的疗效确实显著。

平时扁桃体肿痛我们一般不采用这种方法，因为此药性较猛。常规情况下，我们会建议用金银花、连翘、薄荷各3克泡水服用，一包药材成本不足五毛钱。可以预先将药材分装好备用，适用于家中患有咽炎、因食用煎炸烧烤导致声音嘶哑或咽喉肿痛的情况，也可缓解吞咽时的异物感。通常连续服用3~5包后，咽喉疼痛症状就会明显缓解。

有人可能会质疑："这个剂量会不会太小？"这正符合中医"治上焦如羽（羽毛），非轻不举"的治疗原则。轻剂药物需要多次冲泡服用，若一开始就使用重剂药物，反而容易损伤身体。

讲到羽毛，讲到孩子，我就要提到晨练的重要性。古人云："一日之计在于晨"，若错过清晨时光，便荒废了整日；而孩童时期缺乏锻炼，则会影响一生健康。农村的清晨尤为神奇，你若早起走到鸡窝旁，便能看见细小的绒毛在五六点时轻盈飘起，宛如身怀轻功般悬浮于空。这正是天地生机最为旺盛的时刻，此时锻炼——无论是跑步、打拳还是练习八段锦——方能真正顺应天时。

所以以前的人身体为什么那么好？因为早起，养成习惯了，所以身体越来越轻快，就像鸡毛会轻轻飘起来；一到傍晚时分，鸡毛都会自动沉下去，这叫"朝则升发，暮则收降"。

早晨是最佳锻炼时段，有些人晚间在健身房锻炼三小时，反而导致失眠和过度兴奋。因此，锻炼效果不在于时间长短，而在于时机的选择。晨间半小时的锻炼效果胜过晚间三小时，且夜间过量运动会导致阴阳失调，

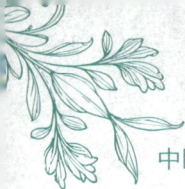

损害健康。由此可见，选择合适的时间至关重要。

　　孩子睡懒觉时，身体可能已经出现了健康隐患，因此需要培养孩子良好的作息习惯，避免贪睡。

现场答疑

≫ 1. 拉肚子

　　问："孩子最近一周总是断断续续在拉肚子，什么原因呢？"

　　答：孩子拉肚子一般有两个原因，最常见的原因是吃的东西不干净，吃冷的或者难消化的，或者吃撑了。第二个原因就是受风，有些粪便中有很多泡沫的，是吹着风了。但不管是哪种拉肚子，他的肚子都缺乏火，因为非湿不泄，肚子里那些湿浊食物消化不良，不能够温化，所以我们可以用丁桂儿脐贴之类的贴剂，不但要贴肚子，有些严重的还要贴命门。之前有一个孩子拉肚子，贴肚子说没效，我说："还要贴命门。"加下去就好。因为越是婴幼儿，他这个肚脐下面的元气越足，这里一暖，浑身暖；这里一寒，浑身寒。

　　所以你看有很多领导或者有道之人去开会，他们坐在那里，都是把手交叉，做出护腹的动作，就是用我们手上的劳宫，心和心包的火力直接暖肚腹。心与小肠相表里，所以平时，可以多用手部搓热暖孩子的肚子，一天大概十来次就行了。还可以加一个热水袋暖小腹，这是很重要的。

≫ 2. 脚、膝盖、脚底板酸痛

　　问："孩子6岁，最近总说脚部、膝盖或者脚板酸痛，怎么治？"

　　答：孩子在发育过程中，需要很多水。竹子为什么在江边就容易长得快，因为水足啊。所以孩子水不足后，在拔节过程中，他一缺水，局部肌肉就酸痛。痛感、酸痛感有百分之八十以上跟身体缺水有关，所以你要给孩子补够水。早上晨起要喝温开水，平时运动完要及时补水。

　　还有一个点，有些人喝了很多水，但是觉得身体还是不行，为什么？因为脾不运化，你虽然有水，但是你身体不能利用。好像你家里虽然有钱，但是你不能用好钱，这也不行。那怎么办呢？脾主四肢，四肢会酸痛一定是脾胃消化不良。治孩子的病很简单，就是调好他的脾胃，所以你平时用麦芽、陈皮、山楂或者神曲各3～5克煮水，然后给他喝了，胃口就会好，胃口一好，手脚就有力。这一招是很管用的，可以健脾胃，让四肢关节或者肌肉不酸痛。

我曾治疗过一个孩子，经常喊手脚酸痛没力，我说："就是消化不好嘛。"这孩子看到食物就摇头，挑食，厌食，用麦芽、山楂、神曲、陈皮各3～5克煮水，喝上三五天以后，就不喊痛不喊酸了。所以这个小小的泡茶方很管用。

>> 3. 牙齿黄

问：孩子牙齿很黄，怎么办？

答：牙也要经常刷，还有一个原因就是身体的骨头属于肾所主，孩子发育过程中需要足够的阳光。种菜这件事很奇怪，阳光跟水充足了，油绿亮泽；供不足呢，萎黄萎黄。

我曾经种过一盆滴水观音，在户外的时候长得很油亮，一移到户内，没有阳光晒，开始萎黄，嫩嫩的，一碰就断。那滴水观音在户外可以长得像房顶这么高，但是它一放在屋里，不晒太阳了，就开始慢慢变矮、变萎黄，因为能量不够。

所以你看凡是脸色萎黄的、牙齿有垢的、眼睛呆滞不够灵活的孩子，就是阳光晒得少。万物生长靠太阳，孩子生长也要靠太阳，阳光足，他长高才快。你知道吗？最快杀死一片草的绝对不是农药除草剂，而是搞一块黑布让它晒不到太阳，它立马就萎黄了。所以现在很多孩子头发、面色萎黄，好像缺血贫血，其实就是缺太阳，要让他到阳光底下去奔跑。

这里送大家一句话，少吃荤，多吃素，阳光底下常跑步。身心清净了，寿命比彭祖。

>> 4. 容易出汗

问："小孩运动之后很容易出汗，流的汗水比其他孩子多，小时候睡觉的时候枕头一摸也是比较多汗的，是什么原因？"

答：孩子晚上睡觉出很多汗，中医叫盗汗，晚上偷偷地出汗，白天一动就猛出汗，吃顿饭从头到脚都湿了，这个叫自汗，你管不住。

那个汗孔为什么管不住？因为脾胃虚了，所以碰到这种孩子一动就出大汗的，比较顽固的，我们有两个汤方，一个玉屏风散，一个参苓白术散，两个加一起吃，专治小孩子一动就大汗淋漓。这两个汤方加一起吃下去，汗就会收掉。

我碰到一个孩子自汗到吃完饭就必须换衣裳，上学后要带两三条毛巾，这条湿了就换另一条，出汗很猛。我说："病情普通的，我用其中一个药就行，他这个很重，得用两个药，一起合用。"吃了半个多月，他的汗症就止住了，基本不用带毛巾了。

所以小儿汗症就是脾虚体弱，等他发育好后，自动就会好起来。

》》5. 喉咙声音小、嘶哑

问："小孩子讲话喉咙嘶哑，怎么办？"

答：哑了是津液不足，如果声音小、不亮，是中气不足，既嘶哑又不亮，那就是气阴两不足，用黄芪20～30克、麦冬10克煮水，给他喝下去，咽喉滋润了，声音就洪亮了，你还可以加甘草5克，桔梗5克，因为桔梗甘草汤可以开咽利膈。医圣张仲景认为，严重的咽喉部痹住了，就用桔梗甘草汤。所以声音嘶哑、气都不够的，用黄芪、麦冬、甘草、桔梗这四味药效果很好。如果你觉得这个药难配的话，你就直接去买玄麦柑橘颗粒（玄参、麦冬、甘草、桔梗）。

我碰到一个老师咽炎，讲话沙哑，他煎药不方便，我说买玄麦柑橘颗粒，吃了一个月左右，他讲课讲到一半就沙哑了的症状没有了。

所以当孩子咽喉脏腑缺乏津液时，就会沙哑，要补够水。而且你这个孩子明显就是胸轮没有打开，平时他要多跑步，只有开胸轮才会开喉咙，这样才能够解决根本的问题。

精彩回顾

- 孩子为什么会病，千种疾病就一个原因，因为正气不足，故邪气侵入。
- 人有三件宝，打喷嚏、出汗、排便。这是排毒的三件宝。
- 大渴的时候不要大饮，大饥的时候不要大吃。
- 体若燔炭，汗出而散。
- 运动发汗和节制饮食能真正为孩子一辈子保驾护航。
- 工作像乒乓球，你丢到地上了它还会弹回来，但是健康像玻璃球，如果摔到地上它可能就碎了，就弹不回来了。
- 中医讲治上焦如羽（羽毛），非轻不举。
- 一日之计在于晨，如果一个人丢失了早晨，他就丢失一整天，但是如果一个人小时候不锻炼，他将失去一辈子。

方药集锦

暴晒后，缺水口干：

- 绿豆茶或者红薯稀粥，养养阴液就能够抗晒。

吹多空调引起喷嚏连连，头痛：

- 姜枣茶加葱吃上三天。
- 家庭主妇包括孩子早上含一片半片姜，平时容易鼻塞的，养成这个习惯很快就好过来。
- 孩子一旦吹风伤冷过后，最容易感受到的就是身体发冷，淋完雨过后身体发冷，喝姜枣茶。
- 切几片姜，瓣几个大枣进去，加点红糖，姜和大枣一起煮，趁热喝一碗就够了。
- 鼻炎、鼻流清涕的就吃糖醋姜，特别是吹冷、吹风、吹空调、喝凉水过后，清涕止都止不住的。

- 孩子反复打喷嚏的，赶紧熬点葱姜粥给他喝，熬粥的时候上半层的粥油很好。《本草纲目拾遗》有粥油滋阴之功胜熟地的相关记载。
- 你一觉得鼻塞，老打喷嚏，粥煮好时，切点姜丝跟葱花放进去，再滚一下把它盖住，焖个两三分钟，启盖过后就喝下去，出一点汗后，喷嚏就没了，这个时候用的是辛温发汗法。

咳嗽，吐的痰黏黏黄黄：
- 普通的肺浊脓痰，用30～50克新鲜鱼腥草煮水喝。
- 鱼腥草、枇杷叶各20～30克煮水，专门祛小孩子咳吐黄痰脓痰。

鼻流清水老止不住：
- 用苏叶和荆芥煮水，汗孔一开，鼻水就止住了。

感冒以后孩子发烧，发烧以后浑身酸痛难耐：
- 荆芥、艾叶、苏叶，合在一起煮水后，用热气熏头。
- 熏蒸完过后，等水到一定温度，用来泡脚。

胃肠型感冒：
- 吃了不干净食物后，肚子痛甚至呕吐，有些还拉肚子，头痛，浑身酸痛，舌苔白白的，是因为有湿气。
- 藿香正气胶囊或者藿香正气口服液。

孩子鼻塞鼻炎，塞得久过后头痛：
- 苍耳子、辛夷花、白芷跟薄荷，即苍耳子散，一熏鼻子就通开来了。
- 运动发汗和节制饮食能为孩子保驾护航一辈子。

孩子感冒发热后扁桃体发炎，咽炎，咽喉疼痛，讲话声音沙哑（阴液减少，火热上攻）：
- 第一少吃煎炸烧烤，第二要多喝温开水，第三绝对不能熬夜。
- 六神丸开喉窍。
- 急性咽喉严重肿痛，配扁桃体三药（威灵仙10克、白英10克、青皮10克）。

- 平时扁桃体肿痛：金银花、连翘和薄荷各3克泡水，中医讲治上焦如羽（羽毛），非轻不举。

拉肚子：

- 丁桂儿脐贴之类的贴剂，不单要贴肚子，还要贴命门。

孩子脚部、膝盖或者脚底板酸痛：

- 早上晨起要喝温开水，平时运动完后要及时补水。
- 麦芽、陈皮、山楂或神曲各3～5克煮水。

容易出汗：

- 玉屏风散，或参苓白术散，症状顽固的，两个加一起吃。

喉咙声音小、嘶哑：

- 用黄芪20～30克、麦冬10克煮水。
- 可以加甘草5克，桔梗5克，因为桔梗甘草汤可以开咽利膈。
- 如果觉得药难配，直接去买玄麦柑橘颗粒。

第三章

瘦弱不壮论

我们上堂课讲了"感冒发烧论"，孩子感冒发烧的原因有很多，但总的离不开两个原因：一个是外感风寒导致腠理闭塞，一个是肠道积滞引发的发热。外感风寒闭住了，可以比喻为窗户全部都封得死死的，里面就闷热，所以用解表发汗来退烧。

对于很多小孩子的感冒发烧，用荆芥、防风、苏叶煮水，一熏蒸，出身汗，烧就退下来了，这是民间最古老且有效的方法。《黄帝内经》称："体若燔炭，汗出而散。"身体发热如同被火烤一般，促使身体出汗来散热。像草木灰烧着以后，它里面能热两天，散不去，你用铁耙把它一耙开来，等到下午它就凉了。所以孩子越是感冒发烧，越要懂得去发发汗。

肚子有积也会发热。有些小孩爱吃牛奶糖、油腻的肉类，本来消化不太好，食积堵在消化道里，他就浑身发烧。只需把肠道积滞清掉，烧就退下来了。

我半个月前碰到一个孩子，老是发烧，有的时候退下去了，但三两天后又烧起来，反反复复，这种叫"往来寒热"。怎么回事呢？我一看小孩子舌苔腻腻的，一定是零食、牛奶吃多了，堵在消化道。我说："用小柴胡颗粒加一片大黄，大黄先用开水浸泡，再用小柴胡汤冲下去。"一剂下去，烧就退下来，而且一周都没有再发烧。孩子只要管住了嘴，就等于遏住了疾病的咽喉，这一招很重要，不要乱吃东西，其实很多病都很好治。

一、勇者气行，怯者为病

今天我们探讨小儿"瘦弱不壮论"，想必这是当下许多家庭共同的忧虑：孩子发育迟缓该如何应对？孩子总是不长肉，稍有不慎就生病，尽管家中营养品一应俱全，却依然养得弱不禁风，难以抵御外界环境的变化。

现在的孩子为何经不起雨水淋打呢？我曾带过来自上海和北京的孩子参加爬山活动，他们的父母和我说："以前孩子别说淋雨了，就是吹阵风也容易打喷嚏感冒。可为什么曾老师带大家走了十多公里山路，遇到下雨浑身湿透，回来后却没人感冒发烧？"

这里面有个秘诀要告诉你，判断一个孩子身体是否强健，关键在于这一点：参加泼水节时，无论怎么被泼都不会感冒；但若在外面不小心被雨淋到，就可能感冒或不适。你知道为什么吗？因为泼水节是在愉悦状态下进行的，而淋雨时往往处于恐惧状态。下雨时急忙躲避，这种恐惧会导致气机紊乱，中医称之为"恐伤肾"。一旦肾气受损，就会影响抵抗力。当你感到害怕、腿抖、气怯时，病邪就容易乘虚而入。《黄帝内经》中关于养生最精辟的一句话是："勇者气行则已，怯者则着而为病也。"同样是淋雨，勇敢的人因气机通畅而不生病，胆怯的人因气势怯弱而易受邪气侵袭。

一位患者执意要给我红包，我没收，他说："曾老师您应该多收些红包，这样就能帮助更多人。在您手中，这些红包能发挥更大价值。"我回答道："不，我不收你的红包反而能帮到更多人，因为这样能让你们保持感恩之心。我认为真正能帮助他人的，是给予希望、勇气和信念。让人学会感恩比单纯给钱更有意义。慈善不在于金钱多少，助人也不一定要与金钱挂钩。能让听完课的学生如沐春风，获得信心和勇气，这才是最大的帮助。"

我们曾治疗过一位肺癌患者，他一直咳血，其他医院的医生说："死定了。"他来就诊时战战兢兢、语无伦次，连话都说不清楚。我说没事，他立刻就不慌了，服药三天后咳血就止住了。所以如果你说他病情严重，就相当于说吃万吨良药也未必见效。既然患者难以承受恐惧之言，这些话就不该从医者口中说出。给予患者信心，往往比良药更为重要。

马克思也曾引用过这句名言："一个良好的心态比十付良药对人的帮助更大。"我要告诉大家，泼水节时的淋雨与平时途中淋雨的感受截然不同。有些人漂流时浑身湿透却不会感冒，而偶尔回家洗个冷水澡反而会着凉不适。究其原因，关键在于人的心理状态不同。

所以我认为天底下只有一种吃亏，丢钱都不算吃亏。上次润雅丢了1000多块钱觉得很吃亏，这有什么可吃亏的？那钱丢了也是被中国人捡到，都是我们中国人啊！

但如果你因丢钱而闷闷不乐，患得患失，那才是真正的损失。所以我们中医把病人叫什么？患者。你若总是患得患失，那就离成为患者不远了。

我们继续探讨孩子勇怯论，不强壮往往意味着不勇敢。勇敢的孩子更容易变得强壮，因此在调理孩子体质时，我的首要方法并非进补山药、人参、黄芪等药材，这些只是辅助手段。最关键的是要培养孩子的勇气，因为一旦拥有勇气，人的能量水平就会显著提升。例如在课堂上，当老师提问时，能主动举手回答的学生往往气宇轩昂；而那些尚未上台就双腿发抖的孩子，由于缺乏勇气，身体状况也往往较差。

二、脾胃虚弱

孩子瘦弱多因脾胃功能失调。中医理论认为"脾主肌肉"，脾胃虚弱会导致营养吸收不良，即使进食也难以转化为肌肉组织，反而可能形成赘肉堆积。

我曾治疗过一个面黄肌瘦的孩子，虽然家里冰箱里食物充足，但孩子却营养不良。我对家长说："现在孩子身体差，不是因为条件不好，而是条件太好了。他拼命吃东西不是因为饥饿，而是被欲望驱使。由于缺乏节制，经常伤及脾胃：这顿吃撑了，下顿就没胃口；零食吃多了，正餐就食之无味。这种紊乱的饮食规律导致他食而不长肉。"

他父亲来的时候，我对他说："无论如何一日三餐不可少，三餐之外他再饿，也只能喝温开水，这是铁一般的纪律。配合山药粥调养脾胃。"半个月下来，这个孩子面色红润，原先面黄肌瘦的状态完全好转。他妈妈从深圳回来后，惊讶地说："怎么能把他养出这样好的气色？"其实只要一日三餐规律，一生都能平安少病。脾胃不需要太多营养，关键在于饮食规律。

三、贫血与阳光

我曾经种过滴水观音，它在户外阳光照射下，茎秆坚硬挺拔，叶子呈现墨绿色，甚至能长到房屋般的高度。然而一旦移至卧室等缺乏光照的环境，植株便会逐渐萎缩，最终茎秆出现白粉状病变，就像"骨质疏松"般脆弱易折。

那天我去割草，发现阳光下的草质地坚韧，而阴凉处的草则十分柔嫩，轻轻一碰就能折断。由此可见，充分接受阳光照射的草不易缺钙，因而长得更为坚硬。同理，大棚蔬菜由于缺乏充足光照，质地较脆易断；而经过充分日晒的蔬菜则更为坚硬坚韧。这也解释了为什么缺乏阳光照射的孩子容易出现缺钙、缺血的情况。

我接诊了一个严重贫血的孩子，他面色苍白、唇色发白，母亲很焦虑。我对她说："你先别着急，让孩子在村里调理一个月，每天坚持晒两个小时太阳。"孩子不太愿意晒太阳，我解释道："晒太阳对身体有益，无论喜不喜欢都要坚持。"随后，我除了安排孩子晒太阳外，还开了调理脾胃的方剂，其中特别加入了鸡屎藤以消食化积。待食积消除后，孩子的食欲明显改善。经过一个月的治疗，患儿唇色转红润，贫血症状得到了显著改善。

我认为贫血并不可怕，真正可怕的是缺乏阳光。现代人往往只关注结果——贫血只是表象，而我更担忧其根源——不晒太阳、缺乏锻炼才是问题的本质。

四、四肢倦怠，中土失运

很多孩子体弱多病，是因为缺乏运动，日常活动量明显不足，甚至长时间沉迷于看电视。

半小时一小时都不动，久而久之，疾病自然找上门来。古人云："懒一懒多喝药一碗，动一动少生一病痛。"正是这个道理。四肢缺乏运动锻炼，脾胃功能也会随之减退。我们去农场干活回来，连吃三碗饭仍觉得不够；而缺乏锻炼的学生们，往往一碗饭下肚便觉得饱胀难消。

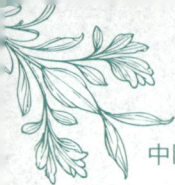

如今人们普遍面临一个共同的问题：因不爱运动而吃了大亏。有些人将经济损失或商业失败视为吃亏，但我认为这些并非真正的吃亏，只有身体健康受损，才是人生最大的损失。

五、四肢躁动，土不伏火

我碰到一个多动症的孩子，他无法静坐超过三秒钟，上课时经常擅自离开座位跑到室外。他的母亲问怎么办，我建议她每天给孩子服用甘草大枣汤。因为这类瘦弱、多动且易怒的孩子属于"土虚不能伏火"的体质。就像面对熊熊烈火时，如果找不到水源灭火，只需一铲土就能将火势控制住——这正是中医"培土伏火"的治疗理念。

在南方，人们习惯在阳台上种植花草。当风吹来时，小盆花草容易倾倒，而大盆则相对稳固。同样，种植在阳台浅土中的植物容易被风吹倒，而扎根于深厚土壤中的植物则不易动摇。这种现象印证了中医理论中"脾土旺则土气足"的观点——根基稳固的事物不易被外力动摇。

同理，当孩子出现躁动不安、脾土虚弱的情况时，可考虑用炙甘草和大枣煮水调理。大枣具有补中益气的功效，能增强体力；甘草则能缓和急迫情绪，帮助稳定心神。

对于口腔溃疡、四肢躁动且易上火的孩子，可以煮些甘草水饮用，效果显著。

六、口气重，胃气不降

口气重往往是胃气不降所致。

瘦人多火，肥人多湿。肥人常见打呼噜、痰湿重、行动迟缓；瘦人则易急躁上火。因此，瘦人火旺，肥人湿盛。

我们遇到很多孩子是瘦弱伴有口臭。有个孩子瘦得像豆芽菜，总是口臭。他问我："怎么办？"我说："常喝茶，没口气。建议饭后一小时左右喝杯淡茶，茶叶能清热解毒，还能降胃火。"

我们南方人尤其爱喝大阳茶、龙山茶和五子茶，其中春茶的品质最佳，饮下后能有效祛除口中浊气。中医理论认为，口臭源于胃中浊气不降，而这些茶饮有助于胃气下行，使浊气随之排出。

如果出现严重口臭，伴有口气灼热、小便发黄等情况，可用大黄、甘草各5克煎水代茶饮，即可有效缓解口臭。

我们遇到一位口臭严重的患者，相隔两张桌子，他一开口说话，异味便扑面而来。我说："这是阳明胃气不降所致，浊气上逆。可用大黄、甘草各10克，配伍薄荷、佩兰等芳香之品各5克。兰草芳香能辟秽浊之气，诸药合用泡水饮服，立见除臭之效。"建议将此方制成茶包使用，命名为"口臭茶"，临床验证效果显著。

口臭茶虽然能暂时缓解口臭症状，但其效果仅能维持数日。要根治口臭问题，关键在于调整生活方式：增加运动量并减少肉类摄入。因为肉类在体内需要数日才能完全代谢排出，而蔬菜仅需一天就能彻底排出体外。因此，选择食物时应注重其健康价值而非口感，更要关注食用后的排便感受。例如食用地瓜、玉米等食物后如果能顺畅排便，说明身体状态良好；反之如果排便困难费力，就需要引起重视，应当让消化系统的末端来指导饮食选择，而非让食欲主导消化功能，否则将不利于健康。

一个人的健康状况可以通过观察其上厕所的状态来判断。过去精通中医的父母往往能通过观察孩子的大便情况预测健康问题。如果发现大便黏稠难以冲净，通常预示着孩子几天内就会生病；而大便通畅易冲则表明身体健康。遇到大便难冲的情况时，适当吃素有助于改善体质。

过去养猪的多是医生。为什么这么说呢？猪能养到两三百斤，肤色红润，靠的是什么？他们说："猪只要吃粗粮，比如红薯藤，吃了之后排出的粪便成条成块。如今喂饲料的猪，粪便稀烂黏腻，难以消化。从前吃红薯藤这类粗粮的猪，肤色红润健康，赶几百米路都没问题；现在的饲料猪赶个坡就可能心肌梗塞。"

在南山镇有一条街，地势陡峭，车辆行驶困难。胖人经过此处时，常因体态臃肿而气喘吁吁，甚至可能突然倒地不起，需要立即抬走救治。究其原因，主要是由于体内脂肪堆积过多，导致肠道蠕动不畅、大便黏滞，进而影响心脏功能。

传统养猪人往往具备中医思维，正如中医所言："凡治病必查相"，即诊治疾病时需观察大小便状况。若小便呈现黄赤色，表明体内有热邪，需服用清热利尿的药物；若大便干结或黏腻不畅，则应饮用祛湿茶并保持饮食清淡。如此调理，疾病往往能消弭于无形之中。

因此，我们最擅长的不是治疗已经发作的疾病，而是在病症初现端倪时就将其消除。这需要家长和老师具备相当的智慧。

七、零食养病不养命

零食虽能饱一时口欲，却难以为身体提供持久滋养。过量吃零食可能导致营养失衡，反而损害健康。

这一代孩子的健康问题很大程度上源于对零食的过度依赖。辣条、牛奶、煎炸烧烤食品以及饼干、烤包等营养价值低的加工食品备受欢迎，似乎越是缺乏营养的产品越受青睐。

古人云："理胜欲则昌，欲胜义则亡"，意思是说当欲望凌驾于理智之上时，便会疾病缠身；如果能以理智克制欲望，选择清淡饮食，便能保持健康。

我们中国有一种文化传统叫"竹报平安"，竹子为何能报平安呢？难道仅仅种植竹子就能确保平安无事吗？并非如此。竹园里纵然种满翠竹，未必就能带来平安。真正的平安在于像竹子一样有节——懂得节制自己的欲望，方能获得内心的安宁。

中国人有筷子文化，外国人往往只看到我们用筷子夹菜的动作，却未能领会其中蕴含的节制精神——切忌暴饮暴食。筷子以竹为材，唯有秉持节制之道，方能获得健康平安。

有一位老师，他无法教育好自己的孩子。孩子体弱多病，经常感冒发烧，身体瘦弱不堪，向我请教该怎么办。我问他："孩子吃零食吗？"他回答："吃啊，现在没有零食就不高兴。"我说："必须戒掉，就算不高兴也要戒掉。有时候父母不够严格，就会很麻烦。"严师出高徒，那么严父呢？严父才能培养出健康的孩子。所以一定要戒掉零食，戒掉后可以服用保和丸，帮助消化体内积存的零食。

如果孩子出现积食症状，可服用北京同仁堂的保和丸。待积食消除后，感冒的几率也会相应降低。

所以这个原因你找到了，治病就如同射箭一般迅捷，转瞬之间就能祛除病痛。关键在于你要真正理解这些原理，并且勇于付诸实践。

八、一顿吃伤，十顿喝汤

我们再看第八条，这条非常重要，不仅儿童容易吃伤，成年人也难以幸免。这个道理看似简单，连三岁的孩子都能理解，但即便是八十岁的老人也不一定能真正做到。正如俗话所说："一顿吃伤，十顿喝汤。"

我之前碰到过一例在红白喜事上喝酒的，在酒馆里吃完回来就生病了。这种情况很常见，因此我们当地的风俗习惯中，建议那些运气不太好的人不要参加红白喜事，或是在外大吃大喝。因为你缺乏节制，一吃就生病了。有个孩子跟父亲去吃酒席，当晚回来就发烧了，就是因为吃了海鲜导致积食不化。这一顿吃得太多伤了脾胃，结果三天只能喝米汤。我说去吃海鲜你就能占便宜吗？不，反而吃了大亏，三天都吃不下饭。所以说，如果你能明白病后的痛苦，那么吃饭时就会懂得节制了，一定要有这个觉悟。

所以我认为各种疾病都有同一个根源，那就是觉悟不高、警惕性不强。听曾老师的课，道理讲得透彻明白，但一回到家，稍不注意又会吃撑了。为什么难以节制？归根结底还是觉悟不够。只要提升觉悟、增强警惕性，身体自然就会强壮起来。

九、睡眠时口角流涎

我们再来探讨口角流清水的原因。我碰到许多孩子在睡眠时会出现口角流清水的情况，这种情况其实很容易处理，只需饮用一些姜枣茶来温暖胃部，流清水的症状便能缓解。那么，为什么会出现流清水的现象呢？这是因为体内有寒气，寒性表现为清水状；而如果是热性体质，则会表现为流黄水。对于流黄水的情况，则需要服用竹茹或竹沥水来调理；对于流清水，就煮姜、大枣水即可。

十、瘦

瘦怕什么？人不怕瘦，怕没精神；不怕肥，肥怕没屁股。很多人肥到没屁股了，身体完全堵住了，转动不灵了，就容易得脑梗塞、心脏病。瘦呢，有些人瘦很好看，但是你瘦到了没精神也不行，瘦要瘦得身强体健。所以说孩子瘦一点、胖一点都无所谓，关键是要有精神，这个是必须要有的。

十一、睡饱

最后一条很重要，吃饱只能长肌肉，睡饱才能长气血。有些人吃得很饱，身上长肌肉，没错，吃了你去运动，运动了再吃，你可以长肌肉。但是你睡觉睡得好才能长气血和骨髓精油，你的生命长度才会很绵长。我们客家人有句话叫作"吃饱不如睡饱"，现在很多人特别是到冬至以后，天冷了要早睡，早睡那叫黄金觉，你早睡生出的气血比黄金还珍贵。

有一个孩子天天做作业做到九点钟，我说："不行，要提到八点半就让孩子睡觉，做到九点钟以后，大脑都迟钝了，就容易感冒、头痛，一提到八点半睡觉就没事了。"他妈妈说："吃那么多药都不管用，就提前一个小时睡觉就管用了。"所以说晚上不要让孩子吃撑了，吃完以后活动活动，跟孩子一起早睡。

早睡非常养人，因为中医讲，卧则血归于肝，精藏于肾，睡觉就是充电。手机晚上不充，白天就用不了；人晚上没睡好觉，白天就没精神。所以有一句话叫"一日不睡十日不醒"。现在很多人熬夜来多做点生意，我说："你多做点生意，做越多越吃亏。"为什么？因为精神脑子不灵光了，寿命变短了，这个反而吃大亏。

我碰到一位朋友，他在外面开超市，经常营业到半夜一两点，平时一用冷水洗手就容易感冒，都不敢碰冷水了。一个大男人搞到不敢碰凉水，体质差成这样，问我怎么办。他一两点才睡觉，我告诉他应该11点就睡觉，他说："后面还有几百元可以赚呢。"我说："后面的不要了。这个房子将要塌了，你装修得再好都没有用；这身体将要坏了，你赚再多钱都没有用。"他听进去了，提到11点睡觉，半年下来很少再感冒，他说：

"出完汗也敢洗冷水了。"所以早睡身体好。中医认为晚上的好睡眠是抵抗力的第一道防线，就是你的万里长城。睡眠一旦没保证了，万里长城就毁掉了。

现场答疑

》 1. 早睡睡不着

问：孩子早睡睡不着，怎么办？

答：如果想早睡又睡不着，有两个原因：第一个是吃撑了，伤胃了，中医叫"胃不和则卧不安"；第二个是下午工作以后，把大量大脑的工作间接带到晚上来，其实我们晚上不应看太长时间电视，不要玩太长时间手机。八点过洗完澡以后你就不要再玩手机、电脑了。你饭后到外边走，走个半个小时，走完以后，气顺了，再洗个澡，就容易入睡了。

所以现在很多人晚上吃撑了，又不运动，饮食在体内都消化不了，你不让胃休息，胃就不让你睡觉。就比如把汽车开进库房里，但是车钥匙没有拔，它还在那里没熄火。以前人说："早上吃得像皇帝，中午吃得像贫民，晚上吃得像乞丐。"大桥头那边做熟食店的老板，他以前也总是睡不好，我让他试着中午吃肉，晚上吃素，九点钟，头一碰到枕头就睡着了。他说："以前从来没有过这么快入睡过。"就是晚上吃植物蛋白，植物叫静物，那个菜花、油菜属于静物，晚上吃点静物，你的神就会很静。动物呢？是会动的生物，你晚上再吃动物，就容易动血。所以想要睡得好，晚上吃素这是很妙的一招。

》 2. 孩子精神不能集中

问：孩子精神不能集中有办法吗？

答：什么叫功夫？功夫不是一招一式，而是心，包括你学医也好，学做生意也好，全凭心意下功夫。孩子精神不能集中，要找到他喜欢干的事情，练一样技艺，或者练一样武术，让他能够专注的。如果他找不到喜欢干的事情，做没有什么意义的事，那孩子再好的才华也很容易废掉。

比如说如果孩子喜欢武术或画画，或练字，哪方面是他的长处就拼命把长处做好，以后他的专注精神会越来越高。但是专注还有一个问题，有些人虽然天天练画画、书法，还是静不了，为什么呢？

因为他饮食不清心，总吃大鱼大肉，鱼肉是躁动之物，肉制品经过煎炸烧烤，一吃下你就休想安安静静。像烤肉、辣条这些一吃下去，那书就读不下去了，热血沸腾。蒸的、煮的饺子或者一些素菜一吃下去，心清清静静，书就读得下去。

我研究过，自古以来那些成绩好的孩子大多是咬着菜根，吃着蔬菜，这些看着好像对孩子不太好，但对他智力很好。现在的情况恰恰相反，我们过分追求肠胃的满足感，胃肠一充血，大脑就缺血，注意力也就不集中了。

好多大人都知道，一吃撑以后叫饭后瘟，饭后那个头坠坠的就要找床睡了，就倒下了，因为大脑缺血，所以孩子为什么难以自控，因为他饮食都控制不了。当一个孩子饮食都控制不了的时候，他的精神肯定控制不了，胡吃海塞，结果也是胡作非为。

≫ 3. 磨牙

问： 小孩为什么老是晚上睡着的时候磨牙？

答： 磨牙有五个常见的原因。

第一个原因是肚子里有虫，虫积以后你睡下去但虫在动，所以有些磨牙的孩子吃点化虫药，把它赶到肛门外去，就不磨牙了。

第二个原因是有食积，为什么呢？因为晚上吃些黏腻难消化的，你是躺在床上睡了，但胃还在动，胃还在磨食物，你的牙齿情不自禁地也在磨。所以说有食积容易磨牙，这种情况可以吃点保和丸。

第三个原因就是你的大脑引起的磨牙，晚上老看飞车、恐怖片、武打片，晚上做梦也是在打来打去，长期精神紧张，所以他牙齿打架。如果是这个原因，吃点缓解放松精神的芍药甘草汤。

第四个原因，家庭父母之间老容易有冷战，嗔恨心强的，家里打骂不断的。孩子是父母的影子，总在这种环境里，他身体里自动有仇恨因子，所以恨一个人恨得咬牙切齿，晚上他都会咬牙齿。有些人恨得牙齿都咬出血，这个仇恨心重的时候，不知道他会干什么，所以平时吃点清斋淡饭，多听点佛乐。在二村有一个孩子，晚上磨牙，他妈妈问我怎么办，我说："请一个念佛机回去，就播放很好听的佛乐。"播了以后，整个家庭氛围轻松了很多，孩子晚上没有再磨牙了。所以说有些是周围氛围在孩子身上的投影。孩子有些病是因为周围环境不安引起的。

第五条，周围都是推土机，那边又是车辆，车水马龙，你把孩子放在车水马龙的地方睡觉，他以后就多动、浮躁，躁的话就磨牙或者眼皮跳或者手不听使唤了。你放在农村平静的山村里养，他就清净了。所以环境很重要。

📗 精彩回顾

- 勇者气行则已，怯者则着而为病也。
- 我觉得给人希望，给人勇气，给人信念，让人感恩，比给他钱更有用。
- 勇敢的孩子很容易强壮起来，所以我给孩子治病，第一个不是给他吃什么好的山药、人参、黄芪，这是第二、第三招，第一招要把孩子的勇气和勇敢练起来，人一旦有了勇气，能量立马提上来。
- 一日三餐规律了，一生都平安少病。所以脾胃不需要给它很多营养，它需要饮食规律。
- 懒一懒多喝药一碗，动一动少生一病痛。
- 瘦人的火大，肥人的湿大。
- 常喝茶，没口气。
- 理胜欲则昌，欲胜义则亡。
- 人不怕瘦，怕没精神，不怕肥，肥怕没屁股。
- 吃饱只能长肌肉，睡饱才能长气血。
- 早睡非常养人，因为中医讲卧则血归于肝，精藏于肾，睡觉就是充电。手机晚上不充，白天就用不了；人晚上没睡好觉，白天就没精神。所以有一句话叫"一日不睡十日不醒"。
- 胃不和则卧不安。
- 早上吃得像皇帝，中午吃得像贫民，晚上吃得像乞丐。

方药集锦

感冒发烧：

- 荆芥、防风、苏叶煮水，一熏蒸，出身汗，烧就退下来了。

肚子有积发热，往来寒热，舌苔腻：

- 小柴胡汤加一片大黄泡水。

瘦弱养脾胃：

- 三餐以外再饿，也只能喝温开水，铁一般的纪律，再配上山药粥去养脾胃。

贫血严重，嘴唇发白：

- 应每天晒太阳。
- 鸡屎藤消食化积，调脾胃。

瘦弱四肢躁动：

- 炙甘草、大枣煮水，大枣能让人壮倍力气，甘草能缓急，让人不着急上火。

孩子瘦弱口臭：

- 饭后一个小时左右喝一杯淡茶，茶叶能清热解毒，能够降胃。
- 大阳茶、龙山茶、五子茶都很好，春茶最好。
- 严重口臭，用大黄、甘草各10克，再加薄荷、佩兰各5克，泡水，一喝下去就除臭。
- 多运动，少吃肉。

经常感冒发烧，身体又瘦弱：

- 断零食、吃保和丸。

吃伤晚上发烧：

- 三天喝米汤。

口角流清水：

- 流清水，用姜枣茶。
- 流黄水，要喝竹茹或者竹沥水。

早睡睡不着：

- 吃太饱了，吃撑伤胃了。

- 晚上不要看太多电视，不要玩太多手机。
- 晚上吃静物（素食）。

孩子精神不集中：

- 要找到他喜欢干的事情，练一样技艺，或者练一样武术，让他能够专注的。
- 吃蒸的、煮的饺子或者素菜，心清清静静，书就读得下去。

磨牙：

- 第一个原因是肚子里有虫，吃化虫药。
- 第二个原因是有食积，吃保和丸。
- 第三个原因是精神紧张引起的磨牙，晚上老看飞车、恐怖片、武打片等，喝芍药甘草汤放松精神。
- 第四个原因是家庭父母之间老容易有冷战，嗔恨心强的，家里打骂不断的。孩子是父母的影子，他身体里有仇恨因子，可以听佛乐。
- 第五个原因是浮躁，躁的话就磨牙或者眼皮跳或者手不听使唤了。把孩子放在农村平静的山村里养，他就清净了。

第四章
厌食积食论

一、小孩吃亏吃在错过了吃苦

我告诉大家，我当时在湖北余浩老师那里学医的时候，那是天寒地冻。早上老板来问我："这么冷还到江边来看病，会不会寒风刺骨啊？"我说："我是经历过冰天雪地的人，怎么会怕寒风刺骨。"所以啊，人呐，必须要走出去，经历一些艰难困难，梅花香自苦寒来。

现在我们讲小儿论，孩子吃最大的亏你知道是什么吗？有人说："孩子没有学好钢琴，没有学会下棋吃亏了，没有出生在一个好的家庭吃亏了。"这些亏都是小亏，都是暂时的亏，真正吃的大亏就是小孩子在发育阶段错过了吃苦，他将一辈子吃大亏，为什么呢？因为少年的苦不是真苦啊，少年的苦它就是补，像梅花、松柏一样，因为苦寒，所以根茎就扎得更深。小孩子因为吃过苦了，他的内力更大，他的腰板更强，他的体魄更耐。有句名言很管用，大家记住以后就不会怕孩子吃苦了，会很高兴让孩子吃苦："温室里养不出耐寒红梅，花盆里长不出参天大树。"

二、金鱼的启示

我们今天讲小儿厌食积食论，讲之前，我跟大家讲一下金鱼的启示。相信很多人都养过鱼，有些人养金鱼养不到几个月就养没了，但有些人特别擅长养金鱼，养了七八年金鱼还好好的，我问他有什么绝技，是不是他养的鱼品种特别不一样。他说："这也是在这个鱼店里买的，没什么不一样。"我问："用什么方法可以养得这么好？"然后他告诉我其实养鱼很简单，有三条。

第一条，不要让鱼吃撑。他发现拼命丢饲料，金鱼会拼命吃，肚子鼓得像皮球，最后肚子爆掉了。就是说养生第一关，贪欲关你过不了，贪吃，贪睡，贪零食，贪酒，贪烟，不能节制，身体就会撑出积食来。食积积在肚子里，它就会减人的寿命。所以第一条，定量、定时吃饭，不超量，保持饥饿感。

老师晚上讲课都是七分饱，为什么呢？因为我如果吃到十分饱、十二分饱，那今天讲的课肯定不精彩了。肠胃充血，大脑缺血。所以孩子一上课就打盹的，给他吃萝卜青菜，吃到七分饱，他上课时眼珠子就可以灵动地转。人适当地饥饿，他就灵活精神，你看那些蛇、虎、豹，长期保持适当的饥饿感，是跑得最快的，一吃撑了就动不了。

有个爸爸带孩子过来，问："为什么孩子老不爱动？"我说："你给孩子吃撑了。"零食、瓜果成天吃个没完，吃得肚子饱胀，结果，出去走两圈都走不了，像老头子一样，上个坡都气喘吁吁的。后来把零食、瓜果一撤掉，那个孩子爬山蹭蹭就爬上去了，很轻松。

所以我就想，好多时候不是我们孩子体力、能力、魄力不行，而是肚子吃撑了，吃胀了，所以腿脚不够灵活。

第二条，鱼缸要常晒到太阳。一天可以晒一到两个小时太阳，鱼会动得很灵活。为什么？因为中医讲阳主动，所以冬天时我很喜欢下午四五点到田地里干活，晒着太阳，面朝黄土背朝天，那是大补啊。

中医有个艾灸，艾治百病。有一个孩子拉肚子老好不了，问我怎么办，我告诉他妈妈："赶紧去买三根艾条，用三根牛皮筋绑在一起直接熏肚脐，熏一会儿，肚子暖洋洋，就不拉肚子了。"所以拉肚子、拉清水，用三根艾条绑在一起，熏肚脐周围的关元穴、中脘穴，也可以熏足三里，要三根绑在一起，一根用量不够，熏到肚子暖洋洋。你要知道，人的命门、关元、足三里的火力足，吃饭就不会消化不良，所以这一条很重要啊。

人如果不晒太阳，消化都没那么好。我碰到一个小孩子缺钙，走路都走不稳，也走不了太远，一不小心就会倒下去。问我该怎么办？我说："这孩子第一缺阳光，没有阳光骨头就不硬朗，像豆芽一样，没有阳光它就脆脆的，很容易断。一有阳光就很茁壮，很硬，所以第一个要晒太阳。第二个要吃健脾胃的药，就用六君子汤，六位君子请过来可以助消化、健脾胃。"那个孩子吃了以后，走路容易摔倒、脚没力的症状就消失了。

第三条，给鱼缸打氧气。 你看天气闷了，如果鱼塘里不打氧，水都不流动，那鱼会翻肚皮。同理，天气闷时，很多人都没胃口，天气闷了心脏病就发作，每个地方都有一个特点。冬至前后老人会难过，为什么难过？一个长者跟我说："你看那个田，田都已经干了，人也要枯萎了，你看叶都落了，人也要归去了。"所以冬至前后，体弱的人就多病，如果体寒的人他就有危机，这个时候寒水最厉害，克心火，这个时候患心脏病的老人床头要多放一些保心丸或者救心丹之类的药，一旦感觉胸闷，要及时疏通血管，就会好一点。

那天气闷了怎么办？天气闷了要给池塘打氧，打了氧的那些鱼活得很好，没打氧的呢，水又不流通，鱼就翻肚子了。

人呢，人一定要出去走，"闷"字外边一个"门"，里面是一个"心"，你把心关在门里了。为什么非典还有流感来的时候，城市人很容易感觉不好，因为他闷在家里，这时怎么办？这时就要走出去，不是去逛超市而是去游山林，不是去上网而是去上山，那个气血一对流，其实就是在打氧了。

同理，要想孩子身体好，也有三招：第一招七分饱，第二招晒太阳，第三招多运动、多走路，就像在打氧。

三、积食与心肌炎和肺疾病的关系

人体肠胃是车厢，心脏是发动机，你想一想，假如你的车超载了，你要上坡，发动机压力就很大。

我碰到一个小孩子患了心肌炎，医院说很难治，孩子经常心慌胸闷，一发作起来课都上不了，家人急得团团转。真是"一人向隅满堂不乐"，就说一个家庭里有一个人生病了，全家人吃饭都不香，都不开心，都很郁闷，怎么办？我看这个孩子舌苔厚腻，凡是来看病，孩子舌头一伸出来舌

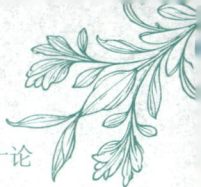

根部苔厚厚的，就是肠胃里有积了，平时零食吃多了，卡在那里，撑在那里，从而引起心脏不舒服。用保和丸把肠胃的积消一消，孩子心脏的不舒服感就消失了，一个多月都没有胸闷过。

所以我就想，心肌炎胸闷，肺疾病咳嗽，也要看看孩子是不是有积食。只要孩子肚子里有积滞，他不爱吃饭了，厌食了，先把他的肠道积滞化干净，肠道积滞化干净就是大补，肠道积没化干净，吃越多那就会越堵，所以中医认为上乘的补药是以通为补，这是很重要的。

这个孩子他走路都气喘，就像超载的汽车上不了坡，一给他减负，一下就上去了，所以现在的孩子不要怕饥饿，饥饿是身体强壮的表现。

另一个孩子过来看病，他妈妈很着急地说："孩子很容易饿啊。"我说："有很多人病了不会饿，他拿钱来买饿都买不到，所以饥饿是一件好事，是身体有胃气的表现。"

四、积食与智力

孩子智力不高、不够灵光有很多原因，其中一个重要的原因就是肠子里有积食，平时痰多。我们观察到，厨房里的灯暗的快，因为油烟一熏，它就黑了，那个亮度透不出来。而孩子呢，吃大鱼大肉的孩子相对会比较迟钝迟缓，而吃清斋淡饭的孩子血流速度快，脑子会比较灵光，所以孩子只需要把肠道里的油垢清掉，智慧之光就会显现出来。

有一个孩子的爸爸到山里找过我两次，第一次找我的时候是因为孩子的鼻炎、头晕，孩子脑子不灵光，在班上成绩是倒数的。我说："孩子鼻炎跟肠道里的积滞有关系，因为老是咳痰，中医认为痰看似从肺，从嘴巴里吐出来，其实它根在肠胃，你肠胃里没有很多积滞，胸肺的痰就不会很多，所以要给他消化肠道里的积滞，用大山楂丸、保和丸，吃完以后再用参苓白术丸健脾胃。"就这样调了一个月左右，鼻炎好了。以前考试都是倒数，这次年终考试，成绩名列前茅，老师都很奇怪，以前家访的时候都说孩子老犯困在睡觉，现在呢，整个上午都没有趴在桌上睡，很精神。

所以我体会到，孩子营养过剩的时候会没精神，就像菜苗营养过多了会烧苗烧根，会死翘翘。所以要把握好饮食的分量，不要怕饿着孩子，我们这个年代的孩子不会轻易饿着，只会很轻易地撑着了。

五、如何断定孩子有厌食和积食

第一个不爱吃饭，一张嘴口气重。当你肠胃排便不够通顺的时候，那些臭浊之积就会反胃而上，所以口臭是阳明不降也，口臭的人十有八九那个肠胃降不下去。有一个老师，他经常口臭，用了各类的口香糖，但口臭只能暂时掩盖过去，随后又臭起来。他问该怎么办，我说："你这个是肉吃多了，要多吃点素。"

第二，阳明肠胃不降，病人的舌苔厚厚的。食积的表现是舌苔厚跟口气重两个特点。可以用大黄5克、甘草5克来泡茶喝。那个老师喝一天口臭就减轻一些，喝到第七天的时候，办公室里的女同事凑过去闻，说："怎么闻不到你口臭了？"他说："曾医生这个大黄甘草汤泡水，每天喝一次两次就好。"他说："喝了过后，大便排得很干净，以前是三五分钟，现在是一分钟不到，大便就排空了。"因为小剂量大黄3～5克是健胃通肠的，大剂量才宣泄，所以用3～5克大黄配3克甘草泡水，喝了就像肠道"污垢"的清道夫，肠道一清洗掉，口腔的臭气就没了。所以凡是碰到家里孩子口气重的，不爱吃饭的，你如果不及时把肠胃浊气降下去，他一周左右要么就感冒，要么就发烧了。

上医不是等到患者发病了才施治，而是在患者稍微有发病的兆头就及时干预。像那个香烟头，它已经引起森林大火了再去灭火就很辛苦，但刚刚起的小火，脚一踩就灭了。孩子才开始出现口臭口浊的时候，用大黄、甘草各3克，七八岁的孩子2～3克就够了，大人用5～7克。

六、厌食积食方

我们接着再讲，常用的厌食积食方——小儿消积方。有一个孩子吃撑了，平时吃零食多，正餐不怎么爱吃的，就算正餐吃，他也是用筷子数米粒吃的，因为确实吃不下。

他妈妈说："怎么办？"我说："我去过一些素食坊，我发现他们很聪明，懂得用中医调胃口，素食馆里会放大麦茶、麦芽茶、山楂茶和神曲茶，山楂、麦芽、神曲就是中医的焦三仙，三个药各3～5克煮水，每隔一段时间给孩子喝一喝，可以让胃口变好，胜服补药。"

她说："我搞了五指毛桃、牛大力和枸杞子给孩子吃，还是养得面色苍白，不知道为什么。"我说："这些补药是很好，但是你没开他的胃，发挥不了那个效果，好像你这个肥料很好，但是你的土没松，肥料施在土上，板结了，它没进到土里去。"

农民种地有个特点，施肥之前先松土，土松软后再施肥，那个肥料很快就会被庄稼吸收。小孩子也是这样，给他补益之前要先开胃，因为中医认为脾胃就是人体的土壤，脾胃主肌肉，而孩子长不壮的原因肯定是胃不好，胃一好很快就壮起来。

所以3～5岁的孩子用山楂、麦芽、神曲各3～5克，十岁左右的孩子可以用8～10克。孩子吃了，数米粒的习惯就没了，会大口大口吃饭，一段时间后，脸色苍白带萎黄的就转为红润。阳明胃经主管人体头面，胃一好，头面血气就很旺，血气方刚，小孩子血气方刚的表现就是脸的色泽很透亮。

如果你觉得泡茶比较麻烦，可以买大山楂丸，山楂丸消的是肉积，就是说孩子平时喜欢吃一些煎炸烧烤，肉类吃得比较多，它会粘在肠壁上，粘在肠壁上后正常营养的吸收就会有障碍，这时山楂就可以把肠壁的垢积给融化了。以前的人煮老母鸡煮不烂，放几个山楂就煮烂了。所以人体有肌瘤、脂肪瘤、食积、肝积消不去的，可以吃山楂，买同仁堂的大山楂丸。因为山楂是酸的，酸能够融化，酸能开胃，能够消食化积。

以前皇帝有一个妃子，不爱吃饭，面黄肌瘦，宫廷里什么好东西都有，但是她就是很郁闷，什么都吃不下，就张榜说："天底下谁能医好这个妃子的病，重重有赏。"有一个走堂郎中去把榜揭了，他用什么药呢？用山楂跟糖一起熬煮腌制过后，用竹签串成冰糖葫芦。那个妃子吃完后，胃口开了，隔一段时间，萎黄的脸色就转为红润了。冰糖葫芦就在宫廷里传开了，传开后在民间就更火了。冰糖葫芦就是这样来的。

所以孩子没胃口的时候，就准备点酸杨桃或者山楂，酸的给他调一点糖下去，酸甘开胃化食。

如果碰到一些孩子咳嗽、发烧，我们前面几堂课讲了，咳嗽发烧不一定是肺和心的问题，有的时候跟胃肠有关，叫胃肠型感冒。所以要看他的舌苔，闻口气，口气臭浊、舌苔厚腻的，就用保和丸。一个同仁堂的保和丸，可以治小孩子的28种病，为什么呢？因为这些病的根源都是胃肠里有积食，所以养孩子只要记住两点，在外面不受风寒，里面没有积食，基本上不会有什么恶病。

我们知道淋雨以后会伤风感冒，食积也会引起伤风感冒，碰到孩子积食又发热，怎么办？人体只要大便两三天不通，就会身体发热，就会烦躁，所以你看很多人脾气大，背后的原因是大便不通，大便一通开，很多事情都很好办了。所以碰到这种食积性的发热用什么？用小柴胡颗粒和午时茶冲剂，这两个各用半包，一般五六岁的孩子吃下去，积食一化，烧就退下来了。

我碰到一个6岁的孩子，老是发烧，用了消炎药虽然能退热，但三天以后又烧起来，反复这样，我说："这个孩子肠子里一定有积食，用消炎药把烧消下去，可是积食没有消掉。"用小柴胡汤退烧，加午时茶冲剂来消肠胃里的积食，这两个搭配在一起，吃完以后就不烧了。

七、哪种孩子最容易有食积

一种是贪吃的，第二种是懒动的。因为贪吃就有很多东西堵在肠胃里，懒动就不消化，所以只要勤运动又能节制饮食，很多病都不攻自破。

我磨过豆浆，黄豆一放下去，那石磨就开始磨，如果磨的圈数不够，你会发现豆粒不能够磨成粉，豆浆出不来，它是一块一块的，不能为身体吸收。所以我想到为什么古人讲"要饭后百步走"，饭后百步走定能至高寿，你没有这个百步的来回走，那些食积就像磨豆浆一样，没有磨到那个次数啊，它就不能变成豆浆为人体所用，所以我这时代为什么那么多高血压、高血脂、高血糖，就是因为磨的少。

古人养生讲究"饭后百步走，还要常磨步"。老年人只要懂得这个动

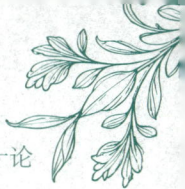

作，坚持饭后半个小时百步走和磨步，血糖平均降3～5mmol/L没问题，所以这一招很重要。所谓血糖、血脂是什么？就是那些类似食积之类的大块样的残渣食糜，我们要像磨豆浆那样把它磨化，只要你运动量够，它都会慢慢地化。

有一个患者，参加红白喜事吃撑了，找到医生，让医生赶紧帮他治，他现在撑得肚子胀，心胸闷，很难受。医生说："我可以帮你治，但你先到井边打一百桶水。"他说："我现在撑得不得了怎么能打？"那医生说："把水打完了才给治，不打不治。"然后患者就很勉强地去打水，打到七八十桶水的时候，拼命放屁了，打到一百桶水，汗出淋漓，然后去找医生开药，医生问他："现在觉得怎么样，还撑不撑？"他一想，诶，怎么不撑了，没事了。

打井的动作就是在疏通人体任督二脉，往下打，往上举，所以治疗小孩子平时的食积很简单，就做这个动作，往下打，再往上，往下打，再往上起来，来回一百次、两百次下来，身体就微微出汗了。

要让孩子少生病，平时功夫要做足。《弟子规》讲："功夫到，滞塞通"。滞塞不就是食积或者一些不通的东西嘛，你功夫没有到，它怎么通？所以功夫到，那个孩子看到饭就有胃口，狼吞虎咽。下午有老师过来说："这个菜好吃，那个菜不好吃，不要吃了。"我笑着跟他说："没胃口了就叫不好吃，有胃口了都好吃，萝卜白菜都香喷喷。"所以我经常说："给孩子最美味的食物，不如让他饿肚子。"哈哈！给孩子最好的食物不如给他最好的食欲，这一点很重要。一个不爱运动、不勤劳、不习劳的孩子没有真正的食欲，吃饭流露出来的感恩心都不会很强烈。

这个磨豆浆和打井水给我们的启发是，豆粒再大，反复磨都可以化；肚子里有积，三高再厉害，能够运动得法，效果都好。

我碰到一例胆囊结石的患者，消化不好，什么药都吃个遍，有好处吗？有，没有那么痛了。但是他不爱运动。我说："去运动。"他就去走，去爬山，但是每天半个小时到一个小时，效果不理想。我说："既然这样，就给你定一个标准，每天就像转太极一样，来来回回转一千下。"一千下听起来很多，其实不到半个小时，刚开始空手转的，后来我叫他拿一块砖头转一千下。我说："你平时走路用的只是你的脚，其实上半身没怎么动。"我问他有没有经常运动，他说："我经常从家里到县城，又到市里来来回回。"我说："这个怎么叫运动？"他说："有啊，我坐在车上面运动。"坐在车上，整个人是平移的，但是里面的经脉没有真正松动。

所以我说："换一种方法。"他爬山走路都是练到腿而没有练到脏腑，怎么练脏腑？放一块砖头在手上，就像磨豆浆一样，以前人怎么磨，你就怎么磨。如果空手的效果是一，负重磨的效果就是一百，空手磨一个小时不如负重磨五分钟。五分钟汗出涔涔，这样磨起来，就针对性磨你胸膜周围的肌肉群。后来他说："很奇怪，第一天磨就老打嗝，第二天磨就放屁，第三天磨胁痛就消失了，一个月后去检查，结石本来黄豆粒大小，现在就半颗绿豆那么小，基本看不到了。"他说："以前经常感觉结石梗在那里，现在掌握这个方法不怕结石了。"所以这个小方法很重要。我说："生命在于运动，更在于合理有效的运动。"有些人天天干活，在运动，但是他没动到里面的内脏经脉，效果就不好。

为什么肾结石的人要扭呼啦圈，胸肺闷气要跳绳，因为这样才能刺激到相应的部位。凡是扫帚扫不到的地方，灰尘不会自动跑掉。身体也是，你运动不到的地方，病就存在那里，你运动到了，那个地方的气吐开来，吐出恶气，身体就好了。

八、最厉害的治病不是用药而是养生

不是病来的时候再施治，而是疾病萌芽时就把它切断，所以要养好孩子的身体，就八个字："一日三餐，一生平安"。有人的孩子也是三餐，但是他三餐要么没胃口，要么就吃一点，要么就大鱼大肉，都不平衡。三餐怎么分配？早餐丰富，中餐平常，晚餐就像乞丐餐，吃七分饱最好，年老的时候就吃五分饱。你如此养一两个月以后，精气神都不同，反应更灵敏，脸更有光泽。

📖 精彩回顾

- 真正吃的大亏就是小孩子在发育阶段，错过了吃苦。因为少年的苦不是真苦啊，少年的苦就是补，像梅花、松柏一样，因为苦寒，所以根茎就扎得更深。

- 温室里养不出耐寒红梅，花盆里长不出参天大树。

- 人如果不晒阳光，消化都没那么好。

- 要想孩子身体好，有三招：第一招七分饱，第二招晒太阳，第三招多运动，多走路就像在打氧。

- 有饥饿感是身体强壮的表现，很多人病了不会饿，他拿钱来买饿都买不到，所以饥饿是一件好事，是身体有胃气的表现。

- 磨豆浆时，黄豆一放下去，石磨就开始磨，磨的圈数不够，你会发现豆粒不能够磨成粉，豆浆出不来，它是一块一块的，不能为身体吸收。

- 给孩子最美味的食物不如让他饿肚子，给孩子最好的食物不如给他最好的食欲。

- 最厉害的治病不是用药而是养生。

📖 方药集锦

孩子拉肚子：

- 用三根艾条绑在一起，熏肚脐周围的关元穴、中脘穴，也可以熏足三里，要三根一起用，一根用量不够，熏到肚子暖洋洋。

- 肠道积滞化干净就是大补，肠道积滞没化干净，吃越多就会越堵，所以中医认为上乘的补药是以通为补。

小孩心肌炎，经常胸闷，舌根部厚：

- 吃保和丸化积。

鼻炎、头晕、脑子不灵光、老咳痰：

- 吃大山楂丸、保和丸，吃完以后再用参苓白术丸健脾胃。

口气重：

- 大黄5克、甘草5克泡茶。
- 3～5岁的孩子用山楂、麦芽、神曲各3～5克，十岁左右的孩子可以用8～10克。

孩子积食又发热，两三天大便不通，脾气差：

- 小柴胡颗粒跟午时茶冲剂，这两个各用半包。

胆囊结石：

- 拿一块砖头，像转太极一样转一千下。
- 肾结石的人要转呼啦圈，胸肺闷气要跳绳。

感冒鼻音很重，痰湿没有排干净：

- 苍耳子10克，辛夷花10克，薄荷10克（后下），白芷10克，这四味药一起煎水服用。
- 年龄很小的小孩的话，以上几味药一般用3～5克。
- 如果孩子不适合喝药，熬水熏鼻子。
- 还可以加点姜，辛能开窍开鼻。

第五章

咳嗽论

今天讲第五论，要谈的是小孩子最常见的咳嗽。

俗话说"名医不治咳，治咳丢脸面"。很多名医是不喜欢治咳的，咳嗽不好治，虽然是小儿科问题，但是却反复难治愈。所以这个咳嗽向来都是比较难治，难在哪里？难在一句话——五脏六腑皆令人咳。

比如说一个孩子咳嗽，你怎么知道他是肺咳、心咳、肝咳、脾咳还是肾咳？难以分辨啊！就像你的枪再好，但你瞄不准，子弹很多也打不中目标。所以这个辨证最难。

一、寒咳

有一个孩子来我这里看病，他已去打过吊瓶，打了一周，咳嗽还没止住，越咳越厉害，甚至咳出清水样痰。我一看咳清水样痰，清晰为寒，夏天河水是红黄红黄的，很浑浊，所以黄浊就为热，冬天河水清澈见底，清澈为寒。

我让这孩子用附子理中丸，虽然是小孩子，但我照样给他开附子，附子是很热的药，因为他打吊瓶后，肺和脾已经很寒了，附子理中丸再加宣肺的桔梗、款冬花，吃第一剂药，晚上咳减少一半，吃第二剂药就不咳了。

孩子的家长很高兴，过来说："这药这么神。"我说："别人治病已经像那踢足球一样，踢到门口了，我只是在门口射门而已。"所以别人治病像传球已经传到我这里来了，我只是临门一脚而已，就踢进去了，是偶中了。

治病啊，即使你真的把对方治好了，你也要觉得这不是自己功劳，有这个心态的话，天下的医生和病人都说你好。

二、肠咳

我还碰到一例，那个孩子肚子一痛就咳嗽，吃了枇杷露、止咳糖浆，都止不住，反正每次咳嗽以后都要摸肚子。我看他的舌苔，舌根部垢腻，厚厚的，那口气一下子扑鼻而来。这是肚里有积滞，积滞叫什么咳？叫肠咳，因为肺与大肠相表里，所以大肠有积，咳嗽不已。孩子平时喜欢吃蛋糕、奶酪，这些粘在肠壁，肠道的积滞掉不下来，咳嗽就痊愈不了。我给他开保和丸，保和丸吃完半盒后咳嗽就好了。

所以咳嗽不一定要用止咳水，你要辨明它是哪个脏腑引起的咳嗽，咳嗽只是影子，那个脏腑问题才是根。根不拔掉，那影子你怎么擦都擦不了。

三、气不顺咳

还有一例咳嗽，这个孩子很奇怪，一咳嗽就莫名其妙地发热，这显然是肌表被一些风寒邪闭郁住了，于是我让他喝小柴胡颗粒。小柴胡不是治疗发烧的吗？拿来治咳嗽对吗？我让他不妨试试，两包一起冲喝下去，结果一个多月没好的咳嗽，吃了几包小柴胡就好了。

所以肺为什么会咳？因为肌表汗出不畅，小柴胡解表、疏通肝胆之气，咳嗽就随之而愈。所以古人有一句话叫"小柴胡汤止咳胜金方"，就是说它胜过很多经典之方。我们常用小柴胡汤加枳壳、桔梗、木香三味药治疗小孩气不顺咳嗽，效果很好。

四、心肺火热咳

"热咳三焦火，夜咳肺间寒。"一个孩子咳嗽，你得问他白天咳的厉害还是晚上咳的厉害。

有一个孩子坐在我诊台前就猛咳嗽，我问："晚上咳吗？"他妈妈说："晚上很少咳，就白天咳得厉害。"一看舌头鲜红的，我说："这太简单了，就是心肺火热，三焦火、上焦火特别厉害，用枇杷叶熬水了再兑点蜂蜜喝下去，喝一次咳嗽减少一半，两次就好了。"所以你碰到孩子白天咳嗽很厉害，晚上凉一点的时候他就不咳了，说明他的身体渴望得到清凉，需降火。我们用枇杷叶降十二经之火，或者家里有蜂蜜的，直接用蜂蜜兑水给孩子喝，就能够润肺止咳，降火止咳。

五、晚上寒咳

有些孩子很奇怪，白天太阳出来不怎么咳，一旦阴云密布、阴雨天，还有晚上很凉冷的时候就咳，吹着空调也咳，中医叫"形寒饮冷伤肺"，就是说你形体吹着了风，又喝了凉的东西，就会伤到肺。

我们五经富有一个卖雪糕的人，他孩子经常咳嗽。我问他孩子什么时候咳得最厉害，他说："晚上睡前猛咳，还有天气凉的时候咳。"因为凉而加重的咳嗽，肯定要用温暖的药。我说："早上给他用些肉桂粉，肉桂是香料，把肉桂粉放在粥里，早上暖暖地喝一碗粥，当天晚上就不咳了。"这孩子一共喝了三次，从此就没有再咳过，效果就是这么好。

所以晚上寒咳的不要吃凉果、冰饮、冰淇淋，拌一两调羹肉桂粉在粥里，喝下去整个胸肺都暖洋洋。很多老人就是这种寒咳，年老的时候，一到晚上猛咳，咳清水样痰的，中医叫作心阳不足，肺寒咳嗽，将肉桂粉放到粥里，也可以用点橘皮和生姜，它们都是暖脾胃、顺气之品。

六、天气转变吹凉风咳

碰到小孩子天气转变，衣服穿少了受凉后马上就咳嗽，这是因为风寒咳嗽，要通宣理肺，用苏叶、陈皮一起煮水，加一点点红糖，会好喝一些，对咳嗽初期效果非常好。

天气一转变，吹着了凉风过后猛咳的孩子，用这个汤方，吃一两次身体暖洋洋的，会出点汗，中医叫解表一身轻。用苏叶来解表，用陈皮来顺气调脾胃，解表散风寒，顺气则咳嗽愈，所以这两味药非常好。

七、生气着急闷咳

有些家里的老人吃饭吃急了或者跟邻居一吵架赌气就闷咳。我在五经富义诊的时候碰到一个老人，他跟他儿子吵架，父子不和，一闹起来老人家就咳，咳了然后就喘，喘得上气不接下气。他儿子赶紧带他去医院，打了针以后回来，咳喘还是止不住，然后他儿子找到我，问我该怎么办。

我让他先买四味药，枳壳、桔梗、木香、甘草各10克。枳壳、桔梗、木香这三味药是顺胸中气的，枳壳叫破胸锤，吃下去胸中的闷气就会破下去，人就会放屁；桔梗能开肺盖，吃下去肺就会宣通开来；木香理五种气滞，就是说心胸中不管是何种闷气，生气、忧伤、饮食积滞或风冷积在胸中，木香可以让它旋转出来。再配上甘草，甘草可以缓急止咳，各10克，拿回去煎水。我也没给他开多，就这四味药，一剂下去，气顺了很多，三剂下去就不咳了，所以这个是很好的药对。

如果碰到老年人因家庭纠纷、争吵引起气滞，以及那些吃饭吃急了，开车开快了，讲话停不下来，还有走路的时候突然跌倒了，总觉得心胸中闷，还不停地咳，不舒服，这四味药吃下去就会打嗝或者放屁，这是好现象。所以这四味药组成的药对就是顺气汤，平时没事常生闷气的可以用这四味药。

我碰到一例很顽固的乳腺增生患者，她说："我知道生气不好，但碰到家里筷子没摆好，桌子没擦好，东西凌乱了，我就生小气，积久以后，乳腺增生，胸闷，非常烦躁，该怎么办啊？"我给她开了这个方子，让她觉得最烦、最闷、最躁的时候，就这四味药枳壳、桔梗、木香加甘草调和，各10克，煮水喝下去。后来她好像一下子人都变大度了，变开心了，所以这是开怀四药组，很经典。

八、里热外寒咳

很多孩子咳嗽不是单纯受风寒那么简单，咳两三天以后，咳的痰是黄

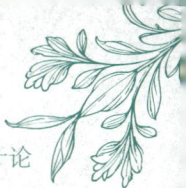

的，又稠又浓的，还鼻塞，这叫"外有寒，里有热"。外寒里热怎么办？像这种外寒咳嗽要用苏叶、防风解表，里面有痰热的要用鱼腥草、金荞麦和板蓝根清热。

有一个孩子咳嗽，第一二天的时候流清鼻涕，第三天就开始流脓鼻涕，咳脓痰了，第三天才找到我。我问家长："他咳的痰是什么样的？"家长说："痰是脓黄的。"这种情况用鱼腥草、金荞麦和板蓝根再加荆芥、防风、苏叶，外面一解表，里面一清热，再配合四逆散，宽胸理气，两剂药吃下去，那些黄痰就干净了。

所以小孩子的疾病很好治，你只要用对药，很轻松就把那些痰浊排出来。

九、痰热壅肺

还有一种咳，痰不是一般的浓，而是特别浓，浓痰叫痰热壅肺，甚至严重了变成大叶性肺炎，一口一口脓浊样的痰。有一个药叫复方鲜竹沥口服液，这个药祛痰很有效。竹子不仅是一味药，它还可以用来做畚箕和各种装东西的竹篮。

我的老师曾经治过一例中风老人，痰堵在胸口，喘不过气来，手脚麻木，怎么办？老师让他家人赶紧到山上砍竹子，将砍下来的竹子烧了，这边烧，那边竹子就会流出水来，这个就是竹沥水，将这个竹沥水喝下去，体内的痰浊就会顺利排出。所以碰到中风后话都讲不出来的，痰声辘辘堵在喉中，吞不下，吐又吐不出来的，鲜竹沥口服液一喝下去就顺了。所以家里有中风严重的老人可常备鲜竹沥口服液。

十、咳嗽迁延不愈

其实咳嗽最难痊愈的是顽固性咳嗽。有些孩子感冒发烧以后，烧是退了，但是咳嗽迁延不愈，这时该怎么办？治咳嗽迁延不愈有一个很经典的方子叫作止嗽散。我治疗最顽固的一例，那孩子持续了三个多月还咳嗽，他这种咳不是很厉害，一个小时会有三五次，轻微的咳，不咳那个气就不顺。我给他开了止嗽散，吃了两三天以后，气顺了，咳嗽就好了。所以两三个月的顽固性咳嗽用两三剂止嗽散即可。

十一、燥咳

五经富那边秋冬天特别是冬至前后，老人自然死亡率是最高的。为什么呢？我们当地客家话叫作"那田都干涸了，那人也枯萎了"。就是说，田都已经很干燥了，人的津液就会少。

有孩子秋冬天嘴唇一干燥，他就咳，咳的声音很燥裂，这个叫作燥咳。燥咳怎么办？应该用滋润之法调理。像你骑自行车，自行车没点油的时候，摩擦声音很大，一上润滑油，声音就小了。同样，严重的燥咳，润肺第一品就是川贝母，所以有句话叫作"知母贝母款冬花，专治咳嗽一把抓。"

如果孩子秋冬天干燥咳嗽，口很干燥，很想喝水，你只要买个3～5克的川贝打成粉，雪梨切碎了，把川贝和雪梨放在炖盅里隔水一炖，川贝雪梨炖好后，可以兑一点点蜂蜜，基本上吃一两次燥咳就止住了。所以川贝雪梨汤很管用。

我碰到一个老人，他说："每年树上掉落叶的时候，我就开始咳嗽，一直要咳到冬至前后，老好不了，消炎针也没有少打，该怎么办？"我让他去买最好的蜂蜜，再买上好的川贝，打成粉，最后买雪梨。将雪梨、川贝炖成汤，兑点蜂蜜，天天喝，喝了一周就不咳了。

这个川贝雪梨汤还很适合因长期抽烟或夜间经常干咳的人，就炖一碗川贝雪梨汤，兑点蜂蜜，喝下去，晚上就不会咳醒了。秋冬养阴，晚上也养阴，睡前你可以喝一小碗，整夜都安然不咳。这叫润肺止咳法。

十二、咳嗽的预防

其实咳嗽还需要未咳先防，怎么防？人咳嗽大部分都是因为脾胃不好在先，因为中医认为土能生金，脾为肺之母，培土可以生金。你去看所有长期咳嗽不好的孩子都有脾虚，脾胃虚了，用参苓白术丸，平时可以健脾，缓解咳嗽。

还有呢，如何食疗？食疗就熬山药粥，秋冬天尤其是冬天，冬至前后，可以连续吃半个月到一个月山药粥，这时山药是最补人的。为什么呢？因为此时种的山药已自然落叶，其精华全部藏到根茎里了。

所以我们采这些根茎样的怀山药、牛大力、巴戟天，统统要在冬天采，尤其是冬至前后，那时候水分最少，最耐留，还不容易坏，可以留十几二十年，甚至更长久。

所以冬令的时候就要吃这些根茎食物，秋冬天想要润皮肤、润肺，想要润五脏六腑，就买山药来煮粥。白天和晚上都可以喝山药粥，五脏六腑都能滋润，为什么？你看那山药，色白，补肺，它煮出来的味道是香的，香入脾胃，芳香醒脾。山药的汁液黏稠如膏，像人体的肾经之精微物质，所以它是天然的阿胶膏油，一味山药能同时补益上中下三焦的肺、脾、肾三脏。

所以孩子老是咳嗽或者拉肚子的，什么都别管，就只给他吃山药，熬山药粥，炒山药片，也可以炖山药汤，要用上好的山药，就可以治好。

在海南有一个十六七岁的小伙子，体重九十斤左右，瘦瘦的，发育不良。家长问我该怎样做才能让孩子发育好起来，我问他："海南那边能不能买到道地的山药，就是野山药？"他说："这边有啊，十多块钱，直接在野外挖出来的。"我让他专挑本地野生的山药，后来孩子吃了半年，长了三十多斤，一下子变得很壮了。

别人问他孩子为什么长得这么壮，他说："就按曾医生讲的吃山药粥，而且山药是在村民那里定的，野生的。"他那段时间手都被山药弄得奇痒，为什么？因为野生的山药药性特别厉害，手一碰到就痒得不得了，而且它特难削皮，因为它的外形歪歪扭扭的，不是很直，虽然瘦瘦小小，但是药力猛。

我为什么知道这个经验，因为我曾经看到过一例报道，这例报道就是记载了一个专门吃素的世界长跑冠军，他天天吃山药，山药可以壮人体的肌肉筋骨，他吃这个就觉得自己耐力很好。一个长跑运动员都可以靠山药支撑，可以强身健体，所以对于平常人的身体，它补益的效果肯定没问题。

所以我们称山药为"无比山药王"，就是说它补益效果是无比强大的，吃其他补品都补不起的时候，就山药能补起。它是补品中的上上选。

十三、郁闷不运动咳（药用食疗不理想）

如果孩子老是咳嗽，你用药已经辨证对了，饮食也没有什么大的过错，咳嗽还是不好，你要想到两个原因：第一个原因是不开心，第二个原因是没有运动，所以"顺气莫若跑步，宣肺何如开心"。

在一个家庭中，一个孩子郁闷了，咳嗽就很难好；他如果不运动，咳嗽也很难好，所以咳嗽就是提醒你要去运动了，运动气会顺；咳嗽提醒你要开心，开心了，就开肺，肺开了，就不会再咳了。

现场答疑

》 1. 眉间青筋

问： 小孩子眉间有青筋，是什么原因呢？

答： 人的眉间有青筋，特别是小孩子，有两个原因。

第一个原因是有寒。眉间这里管的是什么？是心。心脏属阳，突然间被青筋包住了，肯定是有寒，他肯定是吃了凉饮或者吹了冷风，形寒饮冷伤了心肺，所以孩子眉间有青筋。你可以让孩子喝点姜枣茶，暖暖心肺以后，眉间会舒展。

第二个原因就是有食积，食积在肚子里消化不了，血气就会运行不畅，这时可以吃点保和丸，把食积消化掉。碰到这种眉间有青筋不舒展的，一般孩子都有郁闷不开心，这里对应的心脏，你看那闷字怎么写，把心关在门里，叫闷，所以一句话，孩子可能学习压力大了，或者郁闷了，这个青筋老不舒展，所以我们有个成语叫作笑得眉飞色舞，郁闷呢，郁闷得眉头紧皱，紧则瘀，瘀则滞，滞则露出青筋来。

》 2. 多动症

问： 孩子有多动症，怎么办？

答： 这是很常见的，现在为什么孩子多动好动了，因为受家长的行为的影响，第一个股票动，第二个贴着手机动，第三个跟着其他电子产品动，第四个家随环境动。如果将孩子放在城市一个星期，就多动躁动，回山村里住，就静悄悄，因为周围环境对他影响很大。

还有一点，孩子多动，大多都是肾的发育不够好。肾主静，心主动，他的心发育过快了，所以他心老是跳动，他就会多动，肾的发育还跟不上，肾水不足，这个时候呢，我们可以在秋冬天熬些淮山粥或者大枣粥给他喝。"若要身体好，煮粥加大枣"，这些方法有缓急的作用，身体阴液充分了，他就不会躁动了，这一点很重要。

>> 3. 老咳又声音不大

问： 孩子老是咳嗽但声又不大，为什么？

答： 咳嗽声大剧烈的，是有火气。咳嗽声小的，力不够的叫气虚，这样的咳嗽，我们可以给他用胸三药枳壳、桔梗、木香加点甘草，再配生脉饮，党参、麦冬、五味子，以上七味药润肺止咳，他的咳嗽就会减轻。像这样的孩子，一般是因为阳光晒的少，还有就是路跑得太少了，要多跑动过后气才会顺。所以咳嗽屡治不效，告诉你一个好办法，迎着早上的阳光跑步半个小时，小跑即可，不要剧烈跑，慢慢跑气机匀了，会不断放屁，胸肺就放松了。

📗 精彩回顾

- 肌表汗出不畅，小柴胡一解表，一疏通肝胆之气，咳嗽就随之而愈。所以古人有一句话叫"小柴胡汤止咳胜金方"。
- 触来莫与竞，事过心清凉。

📗 方药集锦

寒咳，越咳越厉害，咳清水样痰：
- 附子理中丸，再加点宣肺的桔梗和款冬花。

肠咳，肚子痛咳嗽，舌根垢腻：
- 吃保和丸。

气不顺咳嗽，一咳嗽就发烧，肌表被风寒邪闭郁：
- 两包小柴胡颗粒一起冲着喝。

- 小柴胡汤加枳壳、桔梗、木香这三味药治疗小孩气不顺咳嗽，效果很好。

心肺火热咳，白天咳得更厉害，舌头鲜红：

- 枇杷叶熬水再兑点蜂蜜。

晚上寒咳：

- 不要吃凉果冰饮、冰淇淋。
- 早上粥里加肉桂粉。
- 也可以用点橘皮跟生姜顺气、暖脾胃。

天气转变吹凉风咳：

- 风寒出入要通宣理肺，苏叶、陈皮煮水，加一点点红糖调味，咳嗽初期效果非常好，苏叶调肺表，陈皮调脾胃。

生气着急闷咳：

- 顺气汤（枳壳、桔梗、木香、甘草各10克）。
- 无事常生闷气的人可以用这几味药。

里热外寒咳：

- 鱼腥草、金荞麦、板蓝根再加荆芥、防风、苏叶，外解表，里清热，再配合四逆散（柴胡、枳壳、白芍、甘草），宽胸理气，两剂药吃下去，黄痰就干净了。

痰热壅肺，痰特别浓：

- 鲜竹沥口服液。
- 家里有中风严重的老人常备鲜竹沥口服液。

顽固性咳嗽：

- 止嗽散（桔梗、荆芥、紫菀、百部、白前、甘草、陈皮）。

燥咳，秋天嘴唇一干燥就咳，声音燥裂：

- 川贝雪梨汤，3～5克川贝打粉和雪梨一起炖，可以加点蜂蜜。
- 也适用于常抽烟、晚上燥咳的人。

咳嗽预防：

- 所有长期咳嗽的孩子都有脾虚，用参苓白术丸健脾，缓解咳嗽。

- 食疗就熬山药粥，吃半个月到一个月，肺脾肾上中下同时并补。

眉间青筋：

- 有寒，用姜枣茶暖心肺，眉间会舒展。
- 有食积，吃保和丸。

多动症：

- 淮山粥或者大枣粥。

孩子老是咳嗽又声不大：

- 胸三药（枳壳、桔梗、木香）加甘草，再配生脉饮，党参、麦冬、五味子，以上七味药润肺止咳。
- 迎着早上的阳光，跑步半个小时，要小跑，不要剧烈地跑，慢慢跑，气机匀了，会不断放屁，胸肺就放松了。

第六章

多动论

上节课有人提到孩子多动怎么办？既然提到这个问题说明有这个需要，一个人的价值就看他能不能被众人所需要。比如我们山里的姜，在深山老林里，潮州的朋友都要来挖，因为姜好，会让远处的人都能到你这里来挖。

所以你提的问题好，又能把它解决好，全国各地的人都会欣赏你。所以说，人只要有才华，能真解决问题，即使在深山里，也能够体现价值。

一、四肢多动，脾虚不安

我们先讲第一条，四肢多动，脾虚不安。中医讲"脾主四肢"，所以有些小孩子，看着平时很虚弱的，他的手会莫名其妙地抖动，四肢也会不时抽动几下。

> 以前有一个皇子，身体虚弱，四肢时不时会抽一下，太医已经给他用了不少息风平肝的药，效果不理想，后来儿科圣手钱乙给他服用培土补土的理中汤、四君子汤这些暖脾胃之品，一吃手就不抖动了，就静下来了。
>
> 皇帝就问钱乙："要叫皇子吃土该当何罪？"钱乙就说："皇子是脾虚，培土正好能够治水，土虚则木摇，土实则木牢。"大家有没有发现，种在花盆里面的花草，大风一来，连花草带盆一起刮倒；而种在大地土实的花草，大风刮不倒。

所以孩子脾虚就容易风动，中医叫作"厥阴不治，求之阳明"，即培土。当你治肝治不好了，对于那些多动、躁动的肝风内动之症，就要想到从脾胃入手。你们说哪种类型的人最容易躁动，是瘦人还是胖子？当然是瘦人，因为古人讲瘦人多火，肥人多痰湿，所以好动脾虚的瘦人容易焦虑紧张，吃胖一点就没事了。

上次我碰到一个学生，他刚进山的时候，才八九十斤，碰到一点事就急得睡不着觉，人蹦跳跳像蚱蜢一样，这样的人命不太好，后来吃到一百多斤，没事了，本来很急躁的性格，变得缓悠悠，也舒服了。

所以对于急躁的患者，我常会叫他们服用炒白术、炙甘草、大枣这些培土之物，让他身体强壮起来，人就不躁动了。

老师治疗失眠很有一套，瘦人焦躁失眠的，将炙甘草炒焦，带一点焦味都不怕，焦苦入心，凡是炒焦了，带点苦，它就入心，就用焦苦的炙甘草，又叫焦甘草，两三片拿来泡水，晚上就睡得比平常要好，因为甘能缓急，焦苦入心，土有包容的特性，心急躁之感就被这些土气给包容了。

我之前碰到一个老人，没有其他的病，就是莫名其妙手抖，抖了十多年，他也没有炒股，也没有过度紧张，六十岁以后抖得越来越厉害。为什么呢？人到老年，脾胃虚，他去医院检查诊断为胃下垂。我给他用补中益气汤培土，平时叫他多吃山药，补中益中汤加钩藤跟天麻，吃了二十多剂药，手就不抖了。

所以说碰到这些四肢抖动不安的，属于脾虚的，培土补虚，他就不会抖动了。

孩子也一样，多动、躁动的孩子，你看他舌苔，舌头伸出来淡胖的，胃口不开的，为脾虚，给他开六君子汤，吃下去他土气一足，人就不那么躁动了。

二、心浮气躁，阴虚火旺

我们再看第二条，心浮气躁，阴虚火旺。还有一种小儿多动急躁是阴虚了。中医讲，水少就火旺，阴虚了就阳亢。鱼塘里的水越来越少时，鱼就开始不安，频繁跳动了。一个人的津液越来越少，他就会开始急躁。现在为什么那么多急躁的人，就是因为熬夜多，阴虚火旺。

我在《儿科圣手钱乙》这本书中看到一个案例，钱老先生治疗一个小

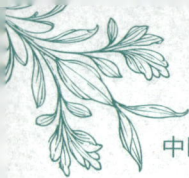

孩子，孩子会莫名其妙地手舞足蹈，自己也控制不了。钱乙观察发现，这是先天肾水不足，给他用六味地黄丸补阴以后，孩子的手就不抖了。

你们有没有发现，打篮球大量出汗，或者连日熬夜改论文、看电影过后，你发现拿筷子都会掉下来，手失控了。如果最近拿手机老掉，你就要注意了，肯定是肾脾消耗过度。这个就是熬夜等行为导致身体透支，阴虚则火旺，所以这个时候用六味地黄丸。

这个说到根源，还是因为有其父母必有其子。

以前有一个妈妈，怀孕的时候经常打麻将，孩子出生后只有听麻将声才能睡觉，很小就会自摸麻将，所以这个是什么？小儿习气就是父母那个时候养过来的。

我们再接着看，讲到父母，有些父母做得很不错，但是孩子却长期泡在网吧或变成了街头小混混，为什么？当时孟母为什么要三迁呢？孟母三迁出圣贤，孟母三迁为的是环境，孩子在坟墓旁就学哭喊，在闹市里就学叫卖，只有到书院里，才能学到这个心平气和之法。所以想要改变孩子，有一个办法，给孩子换个环境。

像我们尚志村有一户人家，他儿子在东莞，跟一群品行比较差的、小偷小摸的孩子们混在一起，成绩一落千丈，还干坏事，这个做父亲的想，不行啊，怎么说都没有用，唯有用一计，什么计？把孩子调回家乡来读书，结果一调回家跟以前的朋友圈斩断以后，他在这边就没有其他游手好闲的朋友了，一心读书，今年居然考上了我们的县重点河伯中学。孩子本来是不好的，结果一换环境他就变好了，所以你教不了孩子的时候，你要换一个环境，这个在古代叫境教——环境的教育。

像我在尚志村的时候，去清理那个河沟的垃圾跟淤泥，我为什么要清理，因为我写作的地方离那里不远，经常有蚊子飞过来，做纱窗都没有用，所以需要在根源上解决。中医很喜欢在根源上解决问题，我去把那个淤泥沟铲干净，蚊虫就没了，不久以后那个清澈透底的溪流里也有了鱼虾和黄鳝。

我现在有个心愿，要在揭阳市里建一所图书馆，这个图书馆充满正能量，周六日父母可以在里面吃素食，可以读书，造出这样一个环境，那么其作用就相当于一个太阳，可以温暖四方。

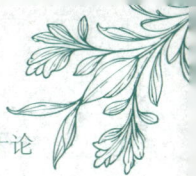

三、先天木火旺，善加导引体强壮

我们接着再看第三条，先天木火旺，善加导引体强壮。我暑期的时候带一个十多岁的学生，他是班里头最好动的，坐下不会超过三分钟，就像猴子一样跳来跳去，典型的"孙悟空"形象。在暑假的时候，我特别带他一起去爬山，让他勇往直前在前面开路爬山，能量无穷，最后，躁动完全熄下来，而且全部化为正能量。

所以我说哪有什么多动躁动，就是能量不入正轨而已，有一个正轨给你导引进去，你多少能量都有得用。我们当地人都喜欢吃窑红薯，就是用泥团建一个窑，下面生火，那泥团要嵌得很严密，为什么呢？不要让那些火力透出来，那泥团一被烤红以后，把红薯放进去，再盖回泥团，利用热力就可以把红薯烤熟。为什么？能量不会外跑。人也是，如果你把自己的能量集中到一处去做正事，哪有什么多动躁动，统统都是正能量。千里马也是多动的马、躁动的马，千里马的前身就是很顽皮的马，甚至有很多千里马一出生就被认为是顽劣的马，但是如果引导得当，它跑千里都不当一回事。

有很多父母怕孩子躁动，我说："我不怕孩子躁动，我还怕他动得不够啊，善加引导很重要。"不怕孩子多动，就怕你引导不到位。

四、好多孩子为什么像橄榄屁股

我们再看第四条，好多孩子为什么像橄榄屁股？假如这堂课你听不下去，我估计你的屁股也像橄榄一样摇来摇去，并且想走。

为什么一场好的电影可以"没尿点"，什么叫"没尿点"？不是说你没有尿，而是你根本感觉不到有尿，因为你沉浸其中，全神贯注。像孩子看动画片，从头看到尾动都不动，像孙行者定住的妖怪一样，所以说世界上哪有什么多动躁动，只有你干不喜欢的事才多动躁动。找到孩子喜欢干的事，只要对孩子、对社会有利，大胆地支持他、鼓励他去做。很多孩子不需要通过刻意吃药，多动躁动就可以得到降服，而且还能成为护法、居士甚至法门龙象，甚至成为世间栋梁。

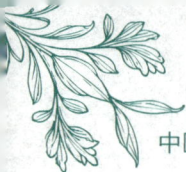

五、物极必反，动极生静

我们再看第五条，物极必反，动极生静。有一个多动的孩子碰到一个老师，老师要测试一下他的体能体魄怎么样，在墙上挂了一支笔，就让他跳上去击打，看一分钟能打多少下，结果他打了一会儿就再也打不了，因为他没劲了。人通过正当的运动锻炼不仅可以发挥多余的能量，还能强壮体质，这其实是好事。我们中医讲——动极生静，物极必反。

所以多动的孩子可以教他去慢跑、打球，等他能量均匀以后，人就会变得沉静。像我们做地浆水，地浆水解毒最好，就是那黄土和山泉水混合，反复搅拌，搅拌得越透越好，它看起来很浑浊，但静置一段时间，它就慢慢变澄清了。所以说一个人能静到极处，他前面一定是动到极处，所以我们要把书读好，要把武功练好。

以前的人为什么身强体壮？你看我们祠堂门口门牌大多写有"文丞武蔚，文经武纬"几个字，是教诲我们，文其实就是静，静生文，武就是动，动生武，文武并重，就是动静兼修。所以古人提倡的"动静兼修"就是教我们要文武并重。

六、食物引起的躁动

我发现很多孩子的躁动是由食物引起的，尤其是吃了那些煎炸烧烤之物以后。我们都知道蒸煮的食物吃了让人心平气静，而煎炸的吃了会让人烦躁。

我今天碰到一位阿姨，她以前脾气很好，今天莫名其妙脾气大。我问她："中午吃了什么？"她说："中午吃的炸鸡翅，已经好久没吃了，没想到一吃下去，莫名其妙觉得胁肋部紧紧的。"这明显就是因为吃了煎炸之物引起的烦躁，看到一些事情，平时能容能忍的，现在容不了、忍不了了，脾气变得火爆。

所以说为什么现在孩子很难教，因为煎炸烧烤吃多了，烤多了就会焦，所以焦虑症、急躁症越来越多。我碰到一例广州的患儿，那个孩子得了多动症，家长无可奈何，老师也想让他退学，他们准备换一家学校，问我该怎么

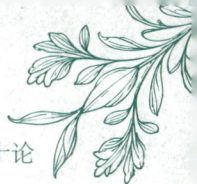

办。我给孩子用沙参、麦冬、玉竹、石斛、山药等养阴之药，就是我们南方讲的清补凉，让他煎水服用，服用一周后，孩子躁动好了一半，服用一个月以后，老师不让孩子转学了，因为孩子不再躁动影响其他孩子了。

所以说躁动阳亢的孩子，我们可以用一些滋阴的药，让他变得安静一点。同时，孩子要少吃容易引发上火的食物。

七、最好的教育是在躁动之前

其实教孩子最好的机遇绝不是孩子躁动以后，而是没躁动前就要开始教了。孩子刚出生就要教了，甚至在妊娠期都应重视胎教，这才不会输在起跑线上。

很多人说怕输在起跑线上，其实真正起跑线在哪里？起跑线在德、智、体。

> 德，你品德好不好；
>
> 智，你聪明不聪明；
>
> 体，你的体魄强不强。没有强壮的体魄，就不可能结出靓丽的花朵。

所以为什么古代形容人很机灵、很有智慧为"花开见佛"，脑子就是那朵花，脑子是否有智慧之花取决于他的任督二脉通不通畅，他的体魄强不强壮。体魄不强壮，你怎么花开见佛、怎么开悟呢？

所以开悟就像开花一样，花儿都是在能量最饱满的时候绽放的。人呢，也是在身体最强大的时候想通了很多东西。

八、缓宽之宝

我们接着看最后一条，"缓宽"二字乃修身之宝，最为重要！我们讲"缓揭帘，勿有声，宽转弯，勿触棱"，这几个字是宝，怎么是宝？有好多车祸，都是拐弯的时候太快，人车翻过去了。

我们当地有个司机用拖拉机拉镜子，镜子绑得很紧，平常基本不会出

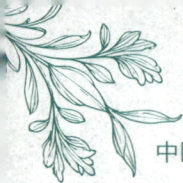

事，但有一次出了事故，变成了别人的笑谈。他要把镜子拉到一个村去，车到拐弯的地方，他开得很快，一拐弯，那镜子就碎了。第二次，他又绑得很紧，在同一个地方拐弯，又碎了。第三次的时候，他在镜子下面垫了个地毯，但拐弯时镜子还是碎了，他傻眼了。他后来才知道，不是下面毯子垫得不够厚，而是他拐弯时开得太快，整个镜子都调转过来，风力将镜子压碎了。所以不是下面垫得不够牢，是上面的风力在起作用。

我们的脏腑也是一样，急骤的转弯过后，脏腑里的小经络也会被压伤，所以为什么好多飙车的人后来会嘴唇乌暗，会有瘀血，因为里面的脏腑震伤了。所以"缓揭帘，勿有声，宽转弯，勿触棱"就是高明的养生方法。

所以"缓宽"才能让人长寿，争先恐后的人最后往往是短寿的。你会发现《弟子规》里很多内容是跟养生、孩子的教育息息相关的。

大家知道应该到哪里捕鱼吗？一定是到宽的江面水流平缓处，那里的鱼特别多，一个宽缓的河面水流平静就可以藏鱼。那么哪种人可以成为领导呢？首先他性子一定是宽缓的，他不会急躁发火，急躁发火的领导位置做不久，毕竟着火了，怎么坐得久。

所以做人一定要宽缓，宽能容人，缓可以处事，但要注意缓不等于慢。有人认为缓就是慢吞吞，其实慢吞吞叫懒。

📖 精彩回顾

- 一个人的津液越来越少，他就开始急躁。现在为什么那么多急躁烦的人，就是因为熬夜多，阴虚火旺。
- 千里马就是多动的马、躁动的马。千里马的前身就是很顽皮甚至是顽劣的马，但是如果引导得当，它跑千里都不当一回事。
- 世界上哪有什么多动躁动，只有干你不喜欢干的事才多动躁动，找到孩子喜欢干的事，只要对孩子对社会有利，大胆地支持他、鼓励他去做。
- 很多人说怕输在起跑线上，其实真正起跑线在哪里？起跑线在德、智、体。
- "缓揭帘，勿有声，宽转弯，勿触棱"就是高明的养生方法。

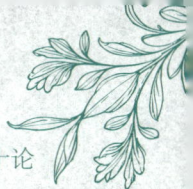

方药集锦

孩子身体虚弱，四肢时不时会抽一下：

- 用理中汤、四君子汤暖脾胃，培土、补土，一吃手就不抖动了。

消瘦、睡不好、容易着急睡不着觉：

- 炒白术、炙甘草、大枣这些培土之物，让他身体满壮起来，人就不躁动了。

瘦人焦躁失眠：

- 将炙甘草炒焦，用焦甘草泡水喝。

老年人手抖十多年，脾胃虚，胃下垂：

- 补中益气汤，培土，平时多吃山药；或补中益气汤加钩藤和天麻，吃了二十多剂药手就不抖了。

孩子多动躁动，舌头伸出来淡胖的，胃口不开：

- 脾虚，六君子汤，吃下去土气一足，人就不那么躁动了。

小孩子莫名其妙手舞足蹈，控制不了：

- 六味地黄丸。

熬夜等各方面消耗过度，阴虚则火旺：

- 六味地黄丸。

孩子多动症：

- 给孩子用点沙参、麦冬、玉竹、石斛、山药等养阴之药，就是南方讲的清补凉。

第七章

懒惰论

今天讲到小儿论第七章了，给大家来一个开场白，人生只要知道这"三个七"，健康就有保障。哪三个七呢？第一个七，吃饭七分饱；第二个七，睡觉七小时；第三个七，每天徒步七公里。上次有一个高血脂的患者，他吃了进口的降脂药，效果不理想，我说这"三个七"取回去，降脂药抛开，看看理不理想。他照做了一个多月，血脂就降了下来了。以前他一天坐在凳子上的时间远远多过走路的时间，现在七公里路走下来，这些脂肪就减掉了。

一、懒惰成因

谈到懒惰，是父母、老师最头疼的问题，孩子懒惰该怎么办呢？大家如果知道懒惰的成因，就不会再怕它了。

我们今天从中医的体质角度来看人为什么会懒惰。

有两种人会懒惰。第一种就是气虚。人体虚了，他一壶水都提不动，上个楼梯都气喘，他自然会懒下来，做事为人都不热情。所以一个人不热情、觉得慵懒的时候，他肯定夹有气虚。你看小孩子活蹦乱跳，像个皮球一样，小孩其气在下，所以好动。中年人呢？中年人最喜欢坐在凳子上。老人呢？喜欢卧在床上，因为气不够了，人气不够了就慢慢变懒了，所以说气虚者易懒。

我碰到一个小孩子，整天长吁短叹，在古代长吁短叹是家里的不祥之音。我说："这个不行，这个习惯有多久了？"父母说："两年多了，这孩子早上一睡睡到七八点，家里人都叫不醒。"这么小年纪就学会睡懒觉，我给他开了补中益气汤，一吃下去，第二天叫第一声就起来了。气足

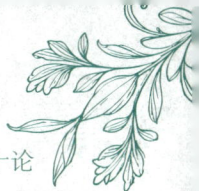

了，人根本不想赖床，像皮球一样，丢下去就会弹起来；气不足呢，丢下去，弹不起来，沉下去了。

所以你碰到一些气虚患者，觉得很容易累，疲劳容易懒，就喝补中益气汤，气一足就不懒了。

第二条，湿性体质最容易懒。懒惰的人走路拖泥带水，好像觉得腿脚不听使唤。湿气容易沉在脚，就像那个毛巾晾在晾衣架上，上面干了，下面还湿湿的，所以懒人老觉得腿脚好像有千斤重，坠在那里走不动，就是湿气作怪。

我碰到一个在家里经常被妻子嫌弃的男人，为什么？男子汉大丈夫经常喊腰痛，他很痛苦。他说："我很想勤快地去干活，但是觉得腰间好像挂了一个沙袋一样，走不动。"我一听，腰以下如带五千钱，这不是《伤寒论》上的话吗？用肾着汤主之，白术、茯苓、干姜、甘草健脾利水温中，再加补气的党参、黄芪，吃了两剂药，那人就觉得腰部变轻松了，再去干活，腿脚也麻利了。然后他说："原来这个不是懒，是本身身体有湿。"我说："身体脾虚湿重的人，本来就不想动。"

所以你看哪种类型的人不想动？肥人，肥人多痰湿，所以腰部疼痛、寒湿重的，用肾着汤效果非常好。我们先要明白懒的坏处，"动一动少生一病痛，懒一懒多喝药一碗"。懒人就是多病。我们可以通过勤奋让身体变好，身体生了湿气以后，会变得慵懒，最终还是要靠运动来解决。

现在很多人的体质是上热下寒，即上干下湿。什么叫上干下湿体质？就是平时口干舌燥而腿脚又很沉重，上面有火，下面怕冷，好像毛巾一样，上面干，下面湿，你怎样把它变干呢？把毛巾倒过来挂。

所以人要多去爬山，倒立，先倒立练瑜伽，促进身体的血液循环和代谢，湿气被疏通后，身体就勤奋了，所以身体就像房子一样，房子里扫帚扫不到的地方，垃圾不会自动"跑"掉，你身体哪个部位锻炼不到，哪里的湿气就不会化掉，所以每天运动量要充足。

二、肥人多痰，瘦人多火

肥胖的人痰湿多，所以肥人比较容易懒；而瘦人虚火旺，所以容易着急。

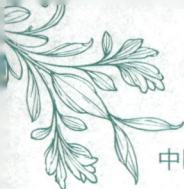

我碰到一个小胖子，他得鼻炎三年多了，经常头晕，上课打不起精神，我说他必须要减肥，否则鼻炎治不好。很多鼻炎看似是鼻子的问题，其实是脾胃的问题，脾胃把痰湿升起，痰湿堵在鼻窍，只要将脾胃的痰湿排干净了，那孔窍就会很通畅。我给他开了六君子汤加苍耳子、辛夷花、白芷、薄荷，即苍耳子散，两个汤方并在一起，吃了半个多月，鼻炎彻底好了，到现在都没有复发。

肥人多痰湿，你只要健脾胃把痰湿治了，他的鼻炎自然就会好，而人也会变得活泼。所以你看那些肥人上体育课，没跑多久，就气喘吁吁，痰湿很重。我们平时可以搞一些生姜、大枣、苍术、茯苓泡茶喝下去，这是肥人很好的祛痰湿茶饮方。

痰湿化掉，你会发现不论是打乒乓球还是打篮球，手脚都变快了，变敏捷了，腿脚变轻松了，所以说人不敏捷大部分情况是痰湿阻在经络孔窍。比如老车如果生了锈，卡在那里，它转动就会不灵，骑起来阻力大。人呢，身体有痰湿，你会觉得上楼梯都气喘，走路很沉重，这时要化痰湿。

三、脾主运化，脾为湿困

我们去菜地里割草时碰到一条蛇，那条蛇很灵活，为什么？因为它没吃饱。现在很多人不灵活，很懒，是因为吃撑了。如果蛇吃饱吃撑过后，它也会走不动。所以一个人老吃撑吃伤，最后会吃成痰湿体质，他就变懒了。

范仲淹少年时因家境贫寒，寄居醴泉寺苦读。他每天煮一锅粟米粥，冷却后用刀划成四块，早晚各取两块，佐以腌菜碎末（即"断齑"），这便是成语"划粥断齑"的由来。他常年"和衣而睡"，将全部精力投入读书，甚至因专注而忘记寺院用餐的钟声。他有个很富有的同学觉得他吃的太清苦了，在家里备了一大桌的酒菜请范仲淹吃，范仲淹去了一筷子也没动。那个富家子弟就说："你难道瞧不起我吗？请你吃这么好的菜你却不吃。"范仲淹说："我怕这一顿这么好吃，我吃了以后，回去就吃不惯我那些清淡的了。"这就是具有宰相气质的人，他讲话不会伤到对方，而且又能保持自己的立场。

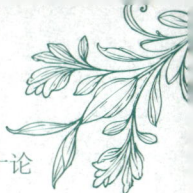

我发现读书读成栋梁的孩子都有两个特点，一个志能够比圣贤，第二呢，欲望要往下比。欲望往下比的时候心会很清静，书读得进，不会为物欲所累。

如果觉得这顿好吃，那顿好吃，吃得肠肥肚满，大脑缺血，人就容易懒惰。所以很多父母怀着很爱孩子的心，却做了伤害孩子的事，什么事？逢年过节，天天大鱼大肉，都想把最好吃的给孩子吃，像那个吃撑了的蛇一样，肠肥肚满以后就不想动了。手脚不想动，所以上课学的知识他想记都记不住。

想要大脑发育好，孩子肠胃要保持七分饱。脾主运化，脾如果不为湿所困，就爱动；如果脾为湿所困，就不爱动，人就会懒。所以懒的根源其中一条就是饱食过度。

还有些孩子睡懒觉容易打呼噜，三四十岁的大人打呼噜你会觉得很平常，但是有些孩子十多岁就打呼噜，而且呼噜声还很大，怎么治呢？用通鼻窍和化痰湿的药，像二陈汤、四君子汤，加苍耳子、辛夷花、白芷通鼻窍化痰，最重要的就是平时一定要吃清淡的素食，打呼噜越厉害，饮食越要清淡。

有一个富家孩子，他家里炒的菜特别油腻，家长很苦闷地问孩子打呼噜怎么办。我说："看你家菜盘子我就知道了，不仅他打呼噜，将来他的孩子也打呼噜。"为什么呢？菜盘子没变，病根在饮食，他家做的菜油大荤腥，这才是根源。你看以前，油少，吃得很清淡，现在炒一盘菜的油，够古人吃一天。所以只要把油量少放一半，不但不会饿坏孩子，还会让孩子变聪明。把观念转变过来，晚上吃素，平时炒菜油少放点，孩子更容易饿。一个多月以后呼噜声越来越小，最后孩子也很少咳痰，晚上也不打呼噜了。孩子打呼噜，就是痰湿。成年人压力大，还有很多应酬，所以成年人打呼噜很难治；但是小孩子打呼噜就很好治，祛除痰湿后呼噜声就会小下来。

四、久坐生湿，湿生痰

久坐生湿，湿生痰。同样一个毛巾，你把它甩来甩去，它就容易干净干爽；你把它放在凳子上，放一整天还是湿的。所以最可怕的就是饭后

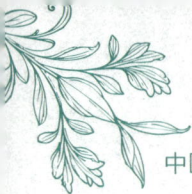

急坐，吃完晚饭以后你就坐在那里，或者一坐就是四小时、六小时、八小时，所谓屁股一族的人，注定多病。

所以说砍伐身体的有三把刀：熬夜、久坐和伤精。久坐生湿，湿生痰，你发现一个人越久坐，湿气越重，越重就越懒，这时可以站起来踢金刚腿，坚持10～15分钟，你经常保持踢金刚腿的动作，腿灵活了，寿命就会延长。

五、饱食伤脾，腹中食积

肚子里有积滞的人也会比较懒动，积滞积在肠胃里头，很难消化的时候，人的反应就很差。国家运动员有专业的营养师、中医师，为什么？因为营养跟生活规律性一旦遭到破坏，上赛场发挥水准就容易失常，很难超越运动员原来的水平。

所以一个人在考场、战场、运动场上能够超常发挥，那身体一定调得非常好。身体调得不够好，很难超常发挥，所以你的身体状态会决定你的水平。上赛场或上考场时，千万不要让肚子有食积。

有个运动员在比赛前，认为自己在这场比赛中是必胜的，他就跑出去吃宵夜，吃撑了，结果第二天比赛输了。

六、久视伤血

眼睛天天盯着手机，手脚就懒了。以前的人经常去担重物，现在就是玩手机、打游戏，手和眼睛很勤，身体却很懒。以前的人挑担是越挑越有力，有力以后，身体自然就会勤快。所以对治懒根用一个字——"勤"，而且是勤于干活，不是勤于打游戏和刷手机。

七、哪些食物容易导致懒惰

孩子在还没有成年之前，饮食都要以五谷杂粮为主，肉食为辅，吃多了肉食容易生痰湿。你看那痰湿一口吐在地上，它不流动，而且很黏。而瓜果蔬菜的那些汁液流动性很好，所以应多吃蔬菜、水果。体液流动性

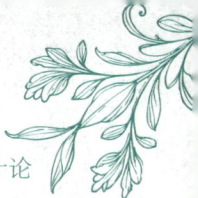

变好过后，身体会反应敏捷。如果你就吃那些黏腻的生痰湿之物，大鱼大肉，高营养的，反应就会迟钝。

有一个富家子弟，他爸爸开宝马过来找我看病，他说："我的孩子很奇怪，平时上个楼就气喘，家里三层小别墅里都要装个电梯，孩子就是不爱动，小小年纪就容易气喘。"

我说："一个原因，饮食没有把控好。"因为他家里饮食每顿都是无肉不欢，我让他们全部换为五谷杂粮，为什么？鱼生痰肉生火，青菜豆腐保平安。

孩子后来的饮食改为多吃豆制品、五谷杂粮、玉米，最后气喘、便秘都好了，身体也轻松了。所以改变一个生活习惯，就可以让一个人变得不那么懒。

八、治懒先治湿

治懒先治湿，湿去懒自愈。就是说，要治疗一个人的懒，先把湿气除去，人就不懒了。

有一个阿姨，她要去打柴，拉柴火，上个厕所都觉得累。我让她早上吃点姜，古人讲"上床萝卜下床姜，不劳医生开药方"。为什么上床的时候吃萝卜呢？降气过后，人更容易睡得着。下床了要吃点姜，下床了代表人从睡梦中醒来了，身体要动了，姜是阳的，有助于阳动。她就做了糖醋姜，吃完以后上楼梯也不喘了，腿脚也麻利了。本来慵懒不想干的活，现在也有劲干了。

一个人没有动力，很懒很湿的时候，要吃姜。

有两个卖水果的商人，一个人已经瘫痪在床了，他才六十多岁，手脚都瘫掉了，为什么？天天早上两三点就去市里拉水果，什么防护措施都没有做，大清早冻着了。另外一个人呢，他以前碰到我的时候，我让他每次清晨起床去拉水果前，到厨房里切三片姜，放在嘴里，一路都含着。别人拉水果回来脸都冻得苍白，而他的脸却红扑扑，为什么呢？中医认为姜能够辟雾露之嫌，让人气通血活，让人懒根消除，让风寒不得进入身体，还可以使那些陈寒故冷排出体外去，而且吃姜最讲究时机，早上是最好的吃姜时机。

很多老人，包括妇女，经常洗冷水、冻水，身体壮时没事，身体疲劳

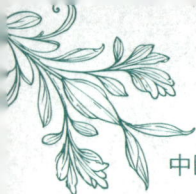

的时候就麻烦了，水湿进到皮肤，再进到关节，就会痹痛，这时用两三片姜嚼服可以解决问题。所以不喜欢吃姜的人一般体质都是要打问号的。因为在古代，"姜"者"疆"也，它能够让人表皮这个万里长城的边疆变得强悍起来。

所以一个人为寒湿所累，他就会懒，可以服用姜枣茶。吃了过后，气血活动开来，人就不容易懒了。

九、家庭兴旺三条

其实我最看重的并不是用药物让一个人勤快起来，我最看重的是练功和早起。其实以前人想要身体好，早晨一定要起的早，如果睡懒觉，越睡阳气就会越少。因为睡觉是阴的行为，而你醒来的时候，跟太阳同步起来是补阳的行为，所以你如果跟天地对抗，那就像车是往前开的，你偏要跟车对抗的时候，那个结果是很痛苦的。

所以现在人为什么生活很郁闷、很痛苦，因为他没有与天地同作息。最好的养生就是跟天地同作息，朝起早，夜眠迟，夜眠迟是指努力精进一点，早上大概五六点左右起来，这个时间是最好的。

我们曾氏有一条族训家规，说的是看一个家庭是否兴旺，这个家庭的后代是否有出息，就看三条。如果符合这三条的，这个家庭大概率会出人才和栋梁。

第一条就是家里人有没有早起床的习惯，因为凡是有志气的人绝对不会睡懒觉的。凡是有正事干的人不会赖床，所以早起床是第一条，很重要。

第二条，有没有常去习劳锻炼身体。要知道如果不习劳锻炼身体，父母给你的身体再好，你都用不了多久。所以要以运动来养身体，而不是药物，药物是辅助，运动才是养身体的根本。

第三条，看这个家庭的孩子有没有读圣贤书，像这些《三字经》《弟子规》，还有四书五经，这些圣贤书国学精髓他有没有得到熏陶。

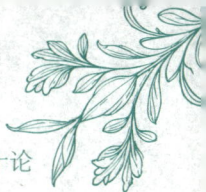

　　这三条如果都有，这个家庭必兴旺。这三条如果都没有，这个家庭恐怕会出现危机和困难。

精彩回顾

- 人生只要知道这"三个七"，健康就有保障。哪三个七呢？第一个七，吃饭七分饱；第二个七，睡觉七小时；第三个七，每天徒步七公里。

- 肥人多痰，瘦人多火。

- 很多鼻炎，看似是鼻子的问题，其实是脾胃的问题，脾胃把痰湿升起，因为痰湿堵在鼻窍，只要将脾胃的痰湿排干净了，那孔窍就会很通畅。

- 一个人老吃撑吃伤，结果会吃成痰湿体质，他就懒。

- 读书读成栋梁的孩子有两个特点，一个是志能够比圣贤，第二个是，欲望可以往下比。

- 很多父母怀着很爱孩子的心，却做了伤害孩子的事，什么事？逢年过节，天天吃的大鱼大肉，都想把最好吃的给孩子吃，像那条吃撑了的蛇一样，肠肥肚满以后就不想动了。手脚不想动，大脑不想动，所以上课学的知识他想记都记不住。

- 砍伐身体的有三把刀：熬夜、久坐和伤精。

- 家庭兴旺三条：第一条就是家里人有没有早起床；第二条，有没有常去习劳锻炼身体；第三条，看孩子有没有读圣贤书。

方药集锦

腰痛寒湿重，腰好像挂了一个沙袋一样，走不动：
- 肾着汤主之，白术、茯苓、干姜、甘草健脾利水温中，再加党参、黄芪补气。

鼻炎：
- 六君子汤加苍耳子、辛夷花、白芷、薄荷，即苍耳子散，两个汤方配在一起，鼻炎彻底治好。

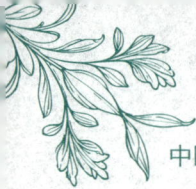

肥人痰湿：

- 生姜、大枣、苍术、茯苓泡茶喝下去，这是肥人很好的祛痰湿茶饮方。

孩子容易睡懒觉，打呼噜：

- 用通鼻窍和化痰湿的药，像二陈汤、四君子汤，加苍耳子、辛夷花、白芷，通鼻窍化痰。
- 最重要的就是平时一定要吃清淡的素食，打呼噜的孩子饮食要更清淡。

慵懒：

- 服用姜枣茶，吃了过后，气血活动开来，他就不容易懒了。

脚痒：

- 湿气大的人，脚部容易瘙痒。
- 少吃海鲜，中医叫生风动血之品，风盛则痒，所以容易瘙痒。
- 少吃辛辣，每天走七公里。

大便青灰色：

- 煮小米、莲子或者淮山粥。
- 还要晒太阳和运动锻炼。
- 不要吃的很急，也会伤胃。

祛湿食疗方：

- 山药、芡实、薏仁等分，还可以加点莲子煲粥、煲汤，不要加油和盐。

湿气重、血脂高，易头晕：

- 山药、芡实、薏仁、莲子、玉米须煲粥。

早起口干：

- 喝温开水和运动解决得最彻底。

肚子容易莫名其妙隐痛：

- 教孩子按摩肚子，饭后常摩肚。
- 要少吃零食，零食养病不养命。

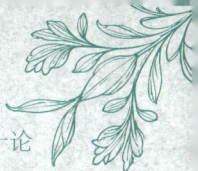

老年人津液不足便秘：

- 早晚喝蜂蜜水。
- 吃些黑芝麻增液行舟。

老年人气虚无力，动力不足便秘（蜂蜜水无效）：

- 补中益气汤加益母草、制首乌各15克，这是老年人便秘气虚的特效良方。

第八章

闭郁论

我发现我们这个时代的孩子郁闷、不听话、自闭的情况是越来越多了，为什么呢？接触手机电脑、钢筋水泥，还有电影、电视、游戏多了，接触大自然少了。小孩子的闭郁、自闭又称为抑郁，像一朵花不能绽放开来，萎弱，胸腔里气不够了，这种情况如果不及时调理，会在他的生命里留下一个很深的伤疤。

一、看花解闷，听曲消愁

七情之病，我们看第一条，"看花解闷，听曲消愁"胜于服药。

> 以前有一个官员，他当官的时间很长，经常面对着书案公文，还有很多揪心的事，久了以后，觉得饭吃不香，觉睡不安，人闷闷不乐，很不开心，长期的失眠使得他没办法工作。找了很多医生看，都没有治好，身体变得越来越差了，不得已把官辞掉，回到家乡，买了一亩三分地，种上自己喜爱的花草，然后在田里建了一个小茅棚，天天锄地种地，就种了一两个月，严重的失眠好了。他就很奇怪，这个百医乏效的失眠，居然靠耕田、种地、种花、种草，把身体给"种"好了。这是什么？这是自然疗法。

我发现现在很多家长对孩子的抑郁问题感到焦虑，不爱吃饭了，不开心了，跟大自然疏离了。一旦疏离大自然，人就快乐不起来，所以七情之病看花解闷，据说跟大自然接触多了，就会郁结心开，正所谓"听曲消愁"。

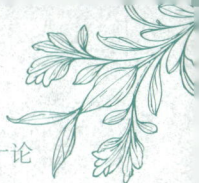

二、腿脚生风，气血流通

这个案例我前面讲过几次，从国外归来的一个大企业家，身家过亿，居然有自杀的倾向，到全国各地看医生，连进口最好的抗抑郁药都不管用，直接找到了北京的中医郝万山老师。郝万山老师跟他说："既然抗抑郁药达不到理想效果，不如试试背着挎包一个人去徒步，走红军以前长征走过的路，而且不许坐车，只能徒步。"于是他就放下了所有的事务，开始了徒步之旅。刚开始走，觉得这个路好远好辛苦啊，风餐露宿，后来越走越有劲。一个多月下来，郁闷的状态全部消失了。从此笑脸越来越多，中气越来越足，他才恍然大悟，原来以前是疲劳过度，变得不开心了，不开心了饭就吃不下，看到楼就想跳下去。

人体细胞有一个自动凋亡机制，就是说细胞疲惫、疲累没能量了，它会自动凋亡。像那花没能量了，它会从枝头掉下来。人如果长期沉迷于手机电视、熬夜，会觉得胸中没气了，气不够了，就会产生自杀倾向。

现在很多人感到劳累不堪时，就产生了轻生的念头。

三、走为百炼之母

上一个故事讲述了企业家靠徒步一个多月治好了他的抑郁，所以我一直建议寒暑假家长跟老师一起带孩子们去徒步、去爬山，翻山越岭就等于疏肝解郁，而锄地种地松土呢，人需要不断地弯腰，就能通任督二脉。

我们再讲一个清朝富家女的故事。

这个富家女家里什么都有，坐着就有的吃，有人服侍，偏偏她就得了抑郁症。大门都不出，整个人整天闷闷不乐，什么都不想吃。后来碰到一个郎中，这个郎中就说，这个病有办法，但是家里人要配合，怎么配合呢，叫这个富家女每天跟着婢女一起去池塘边抱一个草团回来，刚开始半个草团都抱不动，一个月以后，能抱上一个草团了，来来回回一两个月以后，郁闷就解掉了。

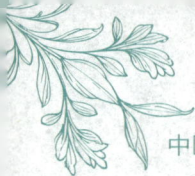

家里人就问为什么有这个效果，医生说："这叫习劳可以治郁。"就是说多劳动的人郁闷就会少，少劳动的人郁闷就会多。所以你看，运动锻炼少的，他的郁闷烦躁就多。一去运动锻炼，疏通气血以后，烦躁就少。

华佗为什么要创编"五禽戏"？他当时看到很多官员"案牍劳形"，什么叫"案牍劳形"？坐在桌案旁，疲劳过度以后，身体久不动，气血就不流通了，久郁成病，所以他创编了"五禽戏"，认为"人体动摇则血脉流通，谷气得消，病不能生"。人体一旦运动走动以后，血脉流通，那些水谷精微就得到消化，病就长不起来。

很多人现在有一个坏习惯，就是一坐就坐两三个小时，这个叫什么？"形不动则精不流，精不流则气郁。"就是说你的形体不动了，精华就不流通，气就郁在那里，像死水。我们都知道，死水是容易长蚊虫的，所以气血瘀滞过后就容易长恶疾。

所有的慢病、恶疾都有一个共同点，就是运动锻炼少。因此，当富家女抑郁甚至严重想要上吊自杀时，郎中建议她抱草团，天天习劳过后体魄好了，开胃了，她也就开心了，消极的观念就减少了。

有句话叫"气血旺经络畅，气血足百病除"。当你气血很足的时候，本来优柔寡断的，会变得很果断；本来很怯懦的，会变得很有勇气；本来患得患失的，会变得当机立断。也就是说当你气血不足时才会担心、会恐惧、会抑郁。因此，治疗小儿抑郁、懒惰、自闭的终极出路就是锻炼体魄，把中气练足。

我遇到一个抑郁症患儿，病情很严重，他已经讲过三次要自杀，甚至还找那些绳子之类，家里人看到很恐慌，不让孩子上学了，天天盯着他。我说："给他用补中益气汤加桂枝汤。"因为这个小孩子晚上还会遗尿，中气不足，结果补中益气汤和桂枝汤一起喝下去，一个月内没有讲过一句要自杀的话，后来正常上学，没事了，家人也放心了。

人在疲劳、虚弱的时候，所有消极的观念会接踵而至；当你正气一补足呢，担忧就统统没了，所以"体虚百病欺，气血足百病除"。体虚者夜间会梦到死人、恶鬼，梦到被老虎、狗追，梦到从楼上掉下来，所有这些令人害怕的梦境都是体虚的表现，一旦用了补中益气汤和桂枝汤，这些郁

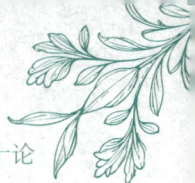

闷、自闭、恐惧害怕的症状会一扫而光。

我碰到一位老阿婆，患有很顽固的抑郁，她经常会梦到她过世的亲人来找她，说要带她回去了，她听了很害怕，问我怎么办？我说："补中益气汤加桂枝汤，再加点红参。"吃药后这些梦大半年都没有再做过。所以说不是那些"阴邪恶鬼"多，而是你正气不够。正气一足，那些梦魇就除掉了。

四、五脏抑郁

郁闷可分为五脏抑郁来分析，分别为肺郁、肝郁、胸郁、心郁和肾郁。

（一）肺郁

一般肺郁的孩子表现为鼻炎、流清鼻涕、鼻塞、胆小，上课也不敢举手，老师说他一句就脸红。肺郁引起的担惊受怕容易导致鼻炎，我们用苍耳子散加党参、玉屏风散就可以治疗肺郁。肺郁的孩子流清鼻涕，容易咳嗽，而且咳嗽常常十天半个月都好不了，这时用玉屏风散加苍耳子散补底气、开肺郁，鼻炎就会痊愈。

（二）肝郁

现在很多孩子几乎都戴着眼镜，以前在学校里找不到几个戴眼镜的，现在很难找到几个不戴眼镜的。小孩子为什么戴眼镜？中医认为肝开窍于目啊，肝对应青色，因此多接触绿色植物对肝脏好，保持愉悦的心情对肝脏也好。近视越来越严重的人都有两个特点，一个是用眼过度、熬夜，第二个，情绪低落。中医讲"肝郁则眼痹"，眼睛会胀痹痛，如果疏肝解郁，眼睛就会变得明亮。

我碰到一个患有飞蚊症的女士，她眼睛一到天黑就发作，经常感觉眼前有蚊子一样的小黑影飞来飞去，一抓又没有。飞蚊症的病因为肝血不足。我让她用小柴胡颗粒送服逍遥丸，吃了一个多月以后，两年多的飞蚊症就好了。她很奇怪，这些药里也没有哪个是治眼睛的呀？我说："是疏肝解郁的事，肝郁一解，眼睛视力就变好。"所以经常久坐不动，或不开心，都会加速视力退化。所以开心就是明目开窍；伤心就是伤你的眼睛。

（三）脾郁

脾郁的孩子会坐在一个地方打游戏，打两三个小时都不动，因为肚子

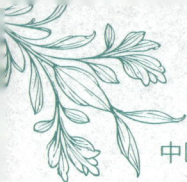

里有食积，看到饭不想吃，看到零食会有点胃口。像搅拌机一样，你把它一关，久坐不动了，那些水泥浆就在里面结块了。搅拌机要常动，那些水泥浆才搅得匀。同样，人体四肢要勤动，人不可以坐在那里两三个小时不动，久坐伤脾，中医叫"久坐伤肉"，因为脾主肌肉，坐久以后吃东西都不消化。

现在很多患者问为什么以前吃三大碗还想吃，现在吃一小碗就觉得撑了。我说："不是你身体不行了，而是运动少了，四肢不动了，脾就不运化了。"

我碰到一例食积严重的患儿，那个小孩子一天就吃两顿饭，给他什么好吃的都没用，就是不长个子。我说："我有一招准管用。"他爷爷问："什么招？"就是天天带孩子去水库坝，五公里来回，再配合同仁堂的保和丸，一天、两天、三天，回来吃嘛嘛香。

脾郁了，用保和丸加上每日走路七公里，必须要靠走路，因为腿脚动了，脾胃才能运化。很多出租车司机基本上都有胃病，为什么？因为久坐不动伤脾，脾虚则食积不化。

（四）心郁

很多患者来看病，一切脉，一望诊，三秒钟左右我就可以断他的病，凭什么这么快，一个是因为这十年以来看的人实在太多了；第二个呢，中医的望诊学已了然于胸。一个人一过来，看他的面相，如果他眉头紧皱，一般是长期不开心；如果额头皱纹明显呢，是中气不足，缺气了；如果那个嘴角下垂，就是肝郁了。

所以你看一个人嘴角，嘴角往上扬的，他的人生、工作和学习一定是在走上坡路；嘴角平直的呢，生活状态相对平稳；嘴角往下垂的，他的身体、健康、事业都在走下坡路。所以看到嘴角往下垂的人，千万别在他身上投资太重，不然的话，亏大了。

所以中医观人很有门道，一看就知道他中气足不足，中气足者像花一样，它一定饱满绽放，所以中气足的时候，一定是笑得最灿烂的。嘴角往上翘的人，一般身体不会有大问题。

《增广贤文》上讲"入门休问荣枯事，观看容颜便得知"。就是说你见到一个家庭，千万不要问他家庭境况如何，你看他的脸，如果比较爱皱

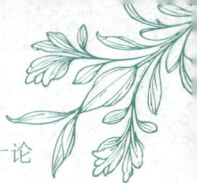

眉的，你在他家别坐太久了，说明他要处理很多事情，赶紧走；你看他眉飞色舞的，你问什么他都跟你讲。

所以说会观人啊，日常生活中很管用。我一看这个患者眉头皱着，我就说："你最近睡觉睡不好，而且很容易半夜惊醒，老觉得容易心慌。"

他说："你都说中了。"我问他："晚上是不是抽筋，还容易梦到一些死人？"他说："对对对，为什么呢？"他眉头紧皱，周围有一股黑气，就说明他肾虚，还伴有心脏供血不足。我说很简单，桂枝汤吃下去，三天以后你就不会梦到死人了。那些噩梦、坏想法就会消除掉，为什么呢？桂枝汤能够扶心阳，心脏阳气足。像天空一样，阳光普照的时候，阴云就没有了，叫"离照当空阴霾自散"。所以吃几剂药下去，眉头就慢慢散开来。

所以说上等的医生不单能断病，还能够把他的病治了，看到眉头皱就知道他的心皱了，缺气了。你看皮球什么时候会皱巴巴？没气时。气一旦充足呢？很饱满。所以现在要传你们一个祛斑、祛皱纹的秘方。美容院的美容师来请我，请了我两三次我都没透露给他。

其实真正的斑皱不难治，我可以教你们秘诀，秘诀在哪里？你去看，家里蒸馒头，冷馒头是既冷还硬又皱巴巴，怎么样让冷馒头变得饱满、柔嫩而且不皱呢？放到蒸笼里蒸。所以蒸馒头吸了饱满阳气过后，馒头表面的皱纹统统都没了，变得很饱满又有光泽。

第一条，这个取象告诉我们，人要喝热的水。如果蒸笼的水是凉的，你说它能把馒头变得饱满、没皱纹吗？不能，所以要喝热的水。

第二条，要运动发热出汗。馒头放在冰箱、空调房里就皱皱的，放在蒸笼等温暖的地方，它就是饱满的。所以凡是消瘦的人要多晒太阳，吸足阳气，喝足温暖的水，就会饱满了。

第三条，也是最重要的一点，人体周身上下气血都是心脏供给的，所以心脏气血饱满，有利于整个面部气血红润，中医叫"心其华在面"。所以一定要有真善美之心，不说脏话，不说恶话，不说让人心寒的话，让人寒心的话说多了，你眉头的皱纹会变多。多说鼓舞人的话，那你自己的脸色也会越来越红润。

所以一个人修行功夫好不好，就看他的脸，如果越来越饱满、圆润透亮，他的想法一定不苛刻，讲温柔语，讲善语，讲真言，不是真善美慧的话，不要轻易讲出口。讲的话可以温暖人心，喝的热水可以温暖肠胃，再加上要晒太阳，要运动出汗，这些才能养身体。

这三暖你做到了，脸上就饱满了。

最后还要服用桂枝汤，桂枝汤就是除皱第一方。桂枝汤加黄芪，叫黄芪桂枝汤，这个汤方服下去，脸上的皱纹十之七八可以得到改善。

（五）肾郁

我们再看肾郁。哪种类型的人会肾郁？孩子受到惊吓，会肾郁，晚上会尿多、尿频、遗尿。

我碰到一个孩子，都十来岁了还尿床。孩子发育得还算不错，为什么还会尿床呢？原来他家里出了车祸，孩子受惊了。车祸或者地震的时候，一受惊就伤到肾了，所以平时不要惊吓他人。第二个要意识到遭遇重大灾害会伤肾。需要用补中益气丸加六味地黄丸补脾肾，久病伤脾肾，久病要治脾肾，补中益气丸跟六味地黄丸一吃，第一天晚上就没有遗尿了。吃了一个多月，就好了。

肾郁的孩子容易出现惊慌不安、尿多、尿频，这时就用补肾的药来解郁。

五、郁乃阴病，得阳则减

接着看，郁乃阴病，得阳则减。就是说凡是郁闷的人，都属于阴邪作怪，平时可以用陈皮、生姜泡茶，喝了就可以解郁，驱寒温中。喜欢喝绿茶的放几片绿茶下去，泡出来的茶喝了你会开心。还可以做艾灸，人一般郁久过后就容易怕冷，自闭的人就显得很冷漠，所以艾灸关元、气海、足三里和命门，把身体灸得暖洋洋以后，就开心了。所以烤火、艾灸都可以解郁。

还要多晒太阳，你看郁闷、自闭的人有个特点，就是喜欢在房里不出去见人，这样的孩子，他也不喜欢去晒太阳，这时必须要带他去晒太阳，阳气饱满以后，那阴霾就自动消解了。

郁闷的孩子还要多读经典，像《弟子规》《三字经》和四书五经，这些经典乃是天地至理，至阳至刚的文字，读了以后会心开郁解。比如说读经典时我们常讲到的："凡是人，皆须爱，天同覆，地同载。"治好郁闷

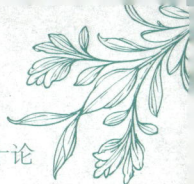

要靠一个爱字，助人为乐，所以郁闷的人、自闭的人不快乐，是因为他帮人帮少了。你在帮人的过程当中乐趣会越来越多。

所以为什么好多孩子刚刚到传统文化中心时自闭抑郁、嘴巴是往下吊的，一个月以后却变得喜洋洋、嘴巴往上翘，活蹦乱跳？在里面习劳干活、打扫卫生、帮助他人，老师再表扬鼓励他，立马就远离了郁闷的阴影。

所以天底下治抑郁的莫过于"利他"二字，"利他"是世间第一等学问。什么事情第一念想到要助人的，我告诉你，你就是乐观者，一辈子都和抑郁没有关系。

六、知足

再看，知足。我发现很多抑郁的孩子不知足，怎么不知足？家里其实有很多玩具了，他还不开心，还说不够；已经住别墅了，还说别人有两栋、三栋，而自己家只有一栋。不知足的人即使他富甲天下，他还是不快乐；知足的人就算吃清粥淡饭，他都很开心。

有句话说得好："宁吃开心粥，不吃皱眉饭。"如果你不知足，大鱼大肉都会觉得难吃；你知足以后，粗茶淡饭会吃的很香。对孩子的知足教育很重要。

我的知足教育可以迅速让你们任何人在几秒内就觉得很知足。怎么知足呢？其实念头一转，你就知足了。

比如说常思古代没书读苦，你现在有书读，那就是福了。常思以前饥荒苦，现在太平就是福啊。以前那个饥荒年代饿死人，现在有饭吃那不是很快乐吗？

有些女孩子说自己不漂亮，你去看看那个没腿的女人。常思残疾之苦，就会明白身体四肢健全就是福了。再反过来，有些孩子说这件衣服短了，那件衣服旧了，那我们看几张非洲的照片，他们没衣服穿，黑黑的肚子瘪瘪的，一件衣服要穿十年。常思没衣穿苦，有衣服穿就是福了。

所以说要想幸福，很简单，看看战乱的国家地区，常思战争苦，我们现在这个国家，能够太平就是福。

有些人说到一家人经常吵吵闹闹，我们再去看那车祸的现场，生离死

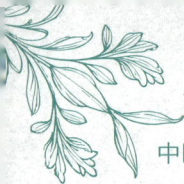

别，常思别离苦，那你一家人能坐在一起吃饭、团聚不就是福了嘛。

以前有个高僧在江浙地带很出名，他八九十岁即将圆寂之时，他弟子说："师父有没有什么最重要的话语要传给我们，一般人要死将走的时候，他讲的话都是最宝贵的。"师父说："好，拿笔墨来，我只传一句话，这句话你们取回去可以作为传家宝。只要家里贴上这句话，按这句话来做，家里准幸福，灾难少。"

哪句话呢？师父就写了"勿忘世上苦人多"几个字。你永远都不要忘记这个世上苦人很多，你有现在的状态就是最幸福的，保持这个存心，欲往下比，与那些比你更差的人比一比，你那惜福跟知足的心就起来了，这两心一起来，哪会抑郁自闭呢？立马就满心欢喜地想去帮人了。所以说，不一定要富甲天下才去帮人。

七、五种布施

有一个乞丐遇到一位老师傅，乞丐就问他："我现在太贫穷了，怎么办？"老师傅说："你只要去帮人了，布施了，就不贫穷了。"乞丐说："我现在什么都没有，怎么去帮人？"那个老师傅就说："无财五施"。假如你没有财，你还有五种东西可以布施。

哪五种呢？

第一，颜施。什么叫颜？笑逐颜开，就是说要和颜悦色。你不要在所有人过来的时候都噘着嘴、堵着气，别人给你钱，你也不受，他也不爽。

第二，眼施。看到一个孩子摔倒在地，怎么办？扶他起来，给他一个鼓励的眼神，而不是谩骂的眼神。眼施就等于将眼神布施给他了，鼓励他了。

第三，言施。别人处于危难不开心的时候，你一两句话点醒他。古人讲，如果一个君子没有很多钱去帮人，他讲话能够点醒人也是布施帮人。像别人在困境之中，你就拿知足的话语去点亮他的心灯，那就是莫大的帮助。用智慧帮人可以帮一辈子，用金钱帮人只能帮一阵子。

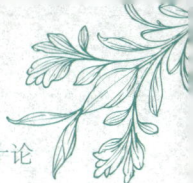

第四，力施。你在那里乞讨钱时，如果看到一个车夫推车上坡，赶紧冲过去帮他推上去，这也是在布施。

第五，念施。心存助人利他的念头，这个念头存多了以后，你会感召到很多助人为乐的人，我们传统文化叫同气相求。当你很乐意帮人的时候，你会感召到一大堆大方的人。当你很吝啬的时候，你周围全是吝啬的损友。

所以说你想要结交到什么样的人，你就试着去做什么样的人。我告诉你，鲤鱼就跟鲤鱼在一起，鳖就跟鳖在一起，乌龟就跟乌龟在一起，雄鹰就跟雄鹰在一起。你的胸怀是大的，你就跟心胸宽广的人在一起。今天大家来这里听课，这个课上聚集了心胸宽广的人，将来大家都是大心胸的人物。想要孩子不闭郁，首先父母要成为乐观、积极、阳光的人，凡事往好的方面看的人，那孩子绝对闭郁不了。

现场答疑

≫ 1. 上吐下拉又发烧

问： 小孩子不知道为什么上吐下拉，又发烧？

答： 在中医理论中，这种情况叫霍乱。霍乱有什么表现？上吐下泻、高烧，消化不好，肠胃一塌糊涂。中医对治霍乱有很好的方法。

以前有一个澳大利亚的金矿主，赚了很多钱，钱多得没办法花，当地又花不了什么钱，结果到欧洲去旅游，旅游结束要回来的时候，上吐下泻，胸满，吃消炎药、打吊瓶退不了烧，最后饭都吃不下，生命危在旦夕。

刚好一个中国的游客也过去，碰到这种情况，想着这不是我们家乡里常见的霍乱吗？刚好带了藿香正气胶囊，就给他吃了，刚吃下去那个矿主就觉得很舒服，再吃一次完全好了。他说："中国的医药怎么这么神奇？"回到澳大利亚就登报，赞扬中国的医药很厉害。

所以为什么现在中医去澳大利亚待遇很好，因为在那边民众信任基础非常好。上吐下泻的霍乱，用藿香正气汤或者藿香正气散，或者是行军散。为什么叫行军散？以前行军打仗最怕什么？一个怕敌人伏击，第二个

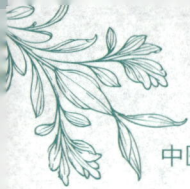

怕士兵到一个新地方水土不服。所以以前孩子要去一个新地方，怕水土不服，家里人就给孩子带点行军散，藿香正气口服液。你如果吃东西觉得肚胀不舒服，吃一点行军散或藿香正气散就化掉了。

>> 2. 腌制的东西能吃吗？

问：农村人都会腌一些咸菜，如萝卜干之类的，现在很多人都说腌制的东西不能吃，请问能吃吗？

答：我们以前有句老话讲，"上床萝卜下床姜"，这句话传了几千年，要睡觉了吃点萝卜干，萝卜干降气有助于睡眠，睡眠好了百病消。下床的时候人要开始活动，早上你就做点糖醋姜，混点粥、面吃下去，你干活就很有力量。

所以以前萝卜一上市，药铺就要关门了，因为萝卜或者腌制的萝卜干能够降气通腑。至于这个腌制的萝卜干能不能吃，要辩证看待。怎么辩证看待？因为你自己腌制的比较环保安全，而市面上卖的很多食物不干净。有个地方老人普遍都是九十多岁，一百岁，吃什么？经常吃萝卜干咸菜。

我们五经富有一个老中医，八十多岁，我去采访他，老先生依然还保持着小伙子的干劲，一天八小时坐堂，一年三百六十五天基本上从没休息过，而且比年轻人说话声音还洪亮。我问他怎么养生的，他说："我没有养生，也没有吃保健药，就是吃了萝卜干咸菜。"

所以说不是萝卜干咸菜不能吃，是现在人欲望太多了，这时反而需要萝卜干咸菜降气，来通腑，来排毒。所以腌制的东西可以吃，但是吃完以后呢，你要像以前一样知足。健康长寿不在于吃什么，更在于心境如何。你不要简单看长寿老人吃萝卜干咸菜，他也很有知足的心。

心态好，病魔跑，这一条很重要。

>> 3. 嘴唇肿胀、吃不下饭

问：孩子老是嘴唇肿胀，还有老是吃不下饭，怎么办？

答：这个是脾里有积滞。脾开窍于口，如果嘴唇肿胀，脾滞塞，可以用两招。第一招就是给孩子买同仁堂的保和丸，可以帮助脾胃消化。

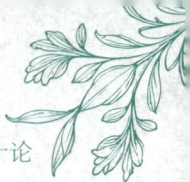

第二招，要让孩子多走路，不能老是郁在家里，多晒太阳，多运动。菜地里的菜你不去松土，土壤就会板结，你再去浇水，菜就肿胀，一松完土，水一下浇下去，水分就能顺畅渗透，所以不运动的孩子，脾容易滞塞，容易肿胀，中医叫"诸湿肿满，皆属于脾"，各类的肥胖肿胀都是脾滞塞了。

我碰到一个很严重的病例，不单脸上肿，身体也虚肿，他一天八小时屁股不离凳子，起来动一下就心慌气喘。我让他吃平胃散跟藿香正气散，吃完以后人就喜欢动了，一个多月水就排掉二十多斤。所以平胃散、藿香正气散专治虚胖、肿胀。所以像这些脾虚肿胀的，要多运动、少久坐、多晒太阳、少吹风冷。

精彩回顾

- 人体细胞有一个自动凋亡机制，就是说细胞疲惫、疲累没能量了，它会自动凋亡。像那花没能量了，它会从枝头掉下来，人如果长期沉迷于手机电视、熬夜，会觉得胸中没气了，气不够了，就会产生自杀倾向。
- 形不动则精不流，精不流则气郁。
- 死水是容易长蚊虫的，所以气血瘀滞过后就容易长恶病。
- 当你气血不足，你才会担心、恐惧、抑郁。所以治疗小儿抑郁懒惰自闭的终极出路就是锻炼体魄，把中气练足。
- 体虚百病欺，气血足百病除。
- 入门休问枯荣事，观看容颜便得知。
- 郁乃阴病，得阳则减。
- 凡是人，皆须爱；天同覆，地同载。
- 天底下治抑郁的莫过于"利他"二字，利他是世间第一等学问。
- 宁吃开心粥，不吃皱眉饭。
- 勿忘世上苦人多。
- 五种布施：颜施、眼施、言施、力施、念施。

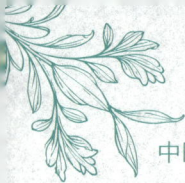

📗 方药集锦

小孩抑郁想自杀：
- 桂枝汤加补中益气汤。

梦到死人，梦到恶鬼，梦到被老虎、狗追，梦到从楼上掉下来：
- 桂枝汤加补中益气汤。

老人抑郁，梦到过世的人：
- 补中益气汤加桂枝汤，加点红参。

担惊受怕，肺郁，容易得鼻炎的：
- 苍耳子散加党参、玉屏风散就可以治疗肺郁。

食积脾郁，不长个：
- 同仁堂保和丸加上每日走路七公里，必须要靠走路，因为腿脚动了，脾胃就运化。

除皱纹：
- 桂枝汤加黄芪，叫黄芪桂枝汤，妇人加四物汤，男子加四君子汤。

孩子肾郁，容易受惊，尿多、尿频：
- 补中益气丸加六味地黄丸补脾肾。

郁闷：
- 陈皮、生姜拿来泡茶，喝了就可以解郁。

霍乱，上吐下泻又发烧：
- 藿香正气散或藿香正气丸。

嘴唇肿胀，脾滞塞：
- 买同仁堂的保和丸，可以助脾胃消化。
- 让孩子多走路，不能老是郁在家里，多晒太阳，多运动。

第九章
身体强壮论

　　我很敬佩的一位讲师，他坚持六十年不间断地讲课。为什么他能做到六十年如一日地坚持教学？他曾说过一句话，让我至今受益，并且还将继续影响我的未来："一个人如果能够不间断、不夹杂、不怀疑，那天底下断无不可成之事啊！"

　　所以做学问、做人、做生意……做任何事情，成功就一个秘诀，八个字："一门深入，常时熏修"。你看这个"熏"字，慢慢熏陶，熏陶久了，自然"腹有诗书气自华"。我之所以能够安心待在小镇上，是因为我相信一句话："一个人满腹才，不怕运不来。"就是说你满腹经纶，好运气自然会接踵而至。当年读书时，同学们纷纷找工作，甚至转行做生意的大有人在，而我选择继续读书、自学。我在桌上写了一首座右铭："穷已彻骨，纵有一分生机，饿死不如读死；学未惬意，仍需百般努力，文通即是运通。"意思是说：你的学问真正通达了，你的气运自然也就通达了。

　　今天我们讲的题目是"小儿身强体壮论"。我们前面主要讨论了儿童常见的咳嗽、发烧、感冒、积食等生理问题，以及懒惰、浮躁、自闭、抑郁等心理问题，这些病症看似各异，其实根源相同，都是因为身体不够强壮。

　　所以我们这节课要讲如何让儿童身强体壮。我们客家有句俗话："今年笋子明年竹，少年锻炼老来福"，意思是说今年的笋子长得好，明年的竹子就会茁壮；年少时坚持锻炼，年老时就能享有健康的福气。前三十年你努力锻炼身体、调养身体，后三十年身体就会回馈你、支持你，因此千万不要忽视身强体壮的培养之道。

　　我常对患者们说："追求不生病，只是小目标，追求身强体壮才是

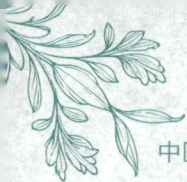

大目标。"正如一个人若仅追求考试及格，这属于小目标；而追求满分，则属于大目标。如今为何亚健康人群越来越多？因为追求大目标的人太少了，多数人仅满足于身体不生病这个小目标。

一、强肺三法

我们来看五脏六腑是怎么强健起来的。强肺有三招，这三招能够有效增强小儿的肺功能。

第一招，深呼吸。中医认为，呼吸浅薄者生命质量较差，而呼吸深沉者生命质量较高。"劣"字由"少"与"力"组成，意思是当一个人气力不足时——手无缚鸡之力、肩不能挑、足不能行、呼吸微弱——其体质便会每况愈下。因此，通过深呼吸增强肺活量，提升体力体魄，等这些方面改善后，肺部自然能够抵御风寒感冒，缓解头晕脑胀等症状。

我遇到一个孩子经常头痛，往往在鼻塞、流涕之后发作，或者头痛刚缓解，鼻涕又开始流。这些症状此起彼伏，家长很焦虑。我说："简单，每天锻炼一小时，幸福健康一辈子。"让他每天在操场跑步五到七圈。第三天时，他发现鼻塞和头痛的症状减轻了。坚持一个月后，这些症状就完全消失了。

所以他有什么问题呢？其实问题不大，就是缺乏深呼吸。当你最近状态不佳时，不妨感受一下自己的呼吸——气息微弱得连羽毛都吹不动。你仔细观察那些生命质量下降的老人，他们的呼吸往往也无力到吹不动羽毛。而健康体魄的人，在一呼一吸之间就能轻松吹动纸屑。

孩子不能没有深呼吸，就像树根必须深扎土壤一样。今年我发现，前期种植的淮山根系发育较快，叶片不易枯萎；而后期种植的淮山由于根系未能充分生长，一经霜冻就迅速枯掉了。按常理推断，后面种的本该长势更好，却因根系不如前面的发达而不耐打击。

我们可以预测，前面种的淮山个头肯定比后面种的要大。因为它的叶子是慢慢凋零的。我想淮山都是这样，那人呢？人也是，深呼吸的，生命质量比较耐劳，耐打击。

强肺的第二招，干净的空气。广州花都区有一个阿姨皮肤病很厉害，

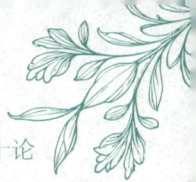

因为她在超市上班，旁边就是皮革厂，她在那里两年多，患上了顽固的皮肤瘙痒，吃了解毒汤、泻火药，刚开始有用，没两天身体又瘙痒。我说："反复治不好，不是辨证不对位，一定是环境空气不好，工业区血液病、肺病特别多。"所以我让她回家。过年回来一个月，吃的还是以前的药，皮肤病没有发作过一次。所以我想当一个人身体有恶病的时候，有的时候别忙着换医生，先换换你的环境。

湛江有一个风湿痹痛的患者，住在靠海的地方，湿气重，比较低洼，老好不了。一换到内陆住，好了。所以有时换地域，可以提高身体素质。

第三招，不受凉。肺怕什么？形寒饮冷伤肺，就是说那个孩子一吹风着凉就会伤到肺。所以为什么说天冷加衣，小心着凉。孩子保肺最重要的是注意保暖，否则风寒容易进入体内。我们客家人说："不可以睡在有穿堂风的地方。"为什么呢？迎面来的一片风你都不怕，最怕背后来的一线风。背后来的一线风，吹在小孩子身上，颈部就容易僵住了。怎么办呢？赶紧喝姜枣茶，把寒一发散，那个筋骨就调软了。

二、强心三招

再看强心三招。

第一招是阳光。大家有没有发现，一年四季，哪个季节老年人心脏病、心绞痛发病率和死亡率最高？冬天。冬季属水，冬天太阳离地球最远，冬天的时候，阳光是最少的，所以人的心脏是最弱的。我们看那些青蛙、蛇、蚱蜢之类的，天气一凉，它们赶紧要藏，它们不藏，背冻僵了，就死掉了。所以人呢？人如果缺了阳光，心脏会衰退得比较快。

所以现在为什么心肌梗死年轻化，小孩子心肌炎越来越多？那根本不是炎症，炎症只是它的表象，实际上是心脏力量不强了。孩子总是呆在空调房，吃冷饮，睡凉床，不盖被子，结果一受凉，心脏就受不了。所以你看天冷了，人都不太想动，天一冷，心脏也不太想动，所以养心脏最好的方法是多晒太阳，孩子晒太阳就是补心。

第二招，保持规律的作息。你看那心脏跳动，它是很有规律和节律的，你生活不规律了，首先心脏会受到损害，今天熬夜，明天宵夜，后天

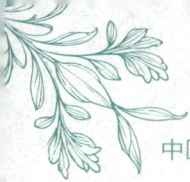

就睡到九点、十一点，这样不规律的生活，就伤心脏。

第三招，不受惊。 惊吓会伤心脏。有一种胃病特难治：孩子吃饭的时候，突然间看电视看到一个恐怖场景，一受惊以后，胃病很难好。我们客家人叫作气岔了，你的气被撞到了，像撞车一样。所以为何古人讲："食不言，寝不语。"你饮食期间，不要看恐怖片，不要看电视，不要玩手机，安安静静地就能健康。

做一个实验，两只猫在吃东西，一只猫不去干扰它，就没事；另一只猫在吃东西的过程中不停地去干扰它，让它受惊吓，它就喵喵叫，久了呢，这只猫就得了胃溃疡，伤到胃了。我们现在很多人是这边吃饭，那边的事情又没放下，特别伤胃。

我看到那些做营销、推销的小伙子，早上一起来就拿着面包在公交车上晃来晃去地啃，一旦刹车，就惯性向前冲，他年轻没什么，其实他里面已经岔气伤了，久而久之，他体质会变差。所以现在很多年轻人手不能提，肩不能挑了，因为身体里筋已经伤了。中医把这种病叫作"惊食症"。吃东西时受到惊吓，单用消食化积药效果不理想，还得用活血化瘀的药。

我碰到一个小伙子，他是送快递的，经常背着快递包又吃馒头，又吃面包，他的胃痛起来两天都吃不下饭，很痛苦，那边又需要按时送快递，怎么办呢？

我说："你这个是惊食症，脉涩，有瘀血。"我给他开了保和丸加元胡、川楝子、蒲黄、五灵脂。蒲黄与五灵脂配伍叫失笑散，就是说你一下子受到惊吓了，笑不出来，这个一吃下去，血脉的瘀堵一活化开来，又露出了灿烂的笑容。

三、强肝三招

我们再看，强肝三招。

第一招，亲近大自然。 肝脏很喜欢绿色的大自然，肝属木，木喜欢生长在宽旷的田野上，不喜欢种在花盆里，不喜欢长在沙漠里，所以山林田园可以让孩子健康生长。

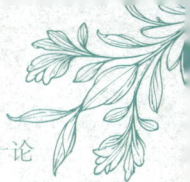

所以上等的孩子乐园其实不一定在城市，而应该是农村，环境、山水好的地方，可以让孩子身体自然成长。

我看过一例报道说，一个城市绿化面积少的时候，这个城市犯罪率、离婚率、抑郁症患者，甚至自杀的人会增多，而绿化带增多以后，这些恶行的概率会下降。

所以绿色植物可以疏肝解郁。从小教孩子养花草，热爱大自然，孩子的肝会比较好。因此肝胆病患者要多亲近大自然。

强肝第二招，戒怒。我们知道酒能够伤肝，怒能够伐木，怒一次就等于用斧头把树木砍了一下，所以现在孩子动不动就得肝炎、转氨酶偏高、肝热，为什么呢？因为脾气越来越大了，所以急性子的人啊，肝都容易出问题。

我碰到一个小儿科的医生，说自己得了肝囊肿，为什么呢？他总是跟病人发脾气，跟同事发脾气，没有人能够跟他很好地相处。怒不只是伤了别人，首先伤害的是自己，所以怒是伤肝的，强肝呢，戒怒。

第三招呢？不胆怯。肝脏喜欢勇气，它不喜欢怯懦，肝者胆也，勇敢、敢干敢拼的人，肝比较好。窝囊的人容易得乙肝。窝囊、抑郁、委屈的人，女的容易得乳腺炎，男的容易得乙肝，男女都容易得胆囊炎。

所以我们中国传统文化教育必须是文教跟武教并重的。现在普遍重视文教，而轻视武教，认为武夫没有用，其实往往是练过武的人体魄更好。以前的文人到外面去游览名山大川，如苏轼、陆游、司马迁壮游天下，他们会携带佩剑。文人带佩剑有什么意思呢？文者阴柔也，佩剑代表阳刚，所以两个搭在一起就是阴阳调和，有句话叫作"琴于心，剑于胆"，就是说剑能够提高人的胆量，所以容易抑郁、自闭的孩子，送他去武术馆练一套太极剑，然后每天在家里挥舞练一遍，可以疏肝利胆。

肝郁、愤怒、不舒服了，找哪里？找太冲。不开心了，找哪里？找膻中。在身体按按揉揉有效果吗？有。但是我告诉你，做自己喜欢做的事情就在按摩膻中，去练武功、练剑就是调理太冲，这是中医非常灵活的思维。

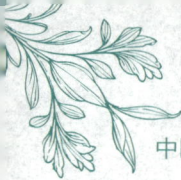

四、强脾三招

我们再看强脾三招。

第一招，七分饱。脾像一个仓库，仓库装太满，它就转运不了。它像车子的车厢，车厢如果超载了，车子跑起来会很辛苦。所以孩子最常见的就是吃伤病，为什么呢？面对不好吃的、不合口味的食物，不吃，合口味的食物，拼命吃。

上次我们当地过节，大家吃粄，有一个小孩子说："很喜欢吃这个粄。"结果第二天就说："再也不吃这个粄了。"为什么呢？因为他吃了以前双倍的量。所以我有一句话叫作"少吃多滋味，多吃少滋味，吃腻了就没滋味"。大家可以好好想想，最养脾胃的并不是什么消食化积药，而是七分饱。

第二招，勤手脚。脾主四肢，所以手脚勤动的，他的运化功能会好。有一个工人吃撑了干不了活，胃胀，很难受，找到医生，医生先让他打几十桶水，他很委屈，反复打水，上上下下，出了一身汗，放了几个屁，再去找医生说，井水打好了，让医生开药，医生问他觉得怎么样？还胀不胀？他发现已经不胀了。

所以说运动、勤动手脚可以治肝郁脾滞，习劳可以治疗胃口不好。一个人不饿，是因为劳动少，劳动一多起来，手脚一动，脾胃升降就很轻松。

第三招，话要少，特别是脾胃比较弱的。中医叫脾开窍于口，当你脾胃很差的时候，"话说多，不如少，惟其是，勿佞巧。"中医认为言多伤中气，一个人话说多以后，他会显得中气不足，上气不接下气，所以看很多人说话，说得很快，那鼻子里头都是出气多，进气少，所以气要吸饱满，然后再讲话。要"凡道字，重且舒，勿急疾，勿模糊"，这些《弟子规》的言教，都是保脾养胃的，都有深刻的养生愈病效果。

五、强肾三招

继续讲强肾的三招。孩子发育靠哪里？靠肾。如果肾不好，孩子就没

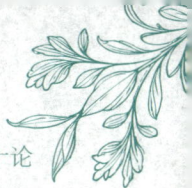

有后劲；如果心不好呢，孩子就不会有拼劲。所以一个孩子拼劲好不好，要看他的心脏和肺脏的耐力好不好，他能否坚持到最后，看他的肾脏和脾脏。

所以你想让孩子有爆发力，冲刺得很快，你就按照强肺三招和强心三招来做。你想让孩子能够坚持到最后，像跑马拉松，要按照强肾三招和强脾三招。

第一招，早睡。中医讲"早睡早起，没病惹你"。为什么？人早睡的时候，肾就在充电，那个肾处于龟步状态，在藏精华。人睡觉就像动物冬眠，藏精华而不泄，最大的补肾之法就是晚上早睡。一个人一日不睡，十日不醒。我们这时代为什么老年痴呆越来越多，老年痴呆都是少时招的，年轻的时候熬夜，通宵达旦，不睡觉，脑汁都熬干了，它就像干瘪的核桃，人能不痴呆吗？所以早睡就是最好的养肾药。

第二招，按摩。按摩导引，揉通那些筋骨。对于肾虚的孩子，你用轻柔的按法，小力为补，慢为补。有部连续剧叫《铜皮铁骨方世玉》，这些练武之人身体为什么那么好？因为爸爸妈妈懂医药知识，给孩子泡泡药酒，帮他疏通经络，捏脊推背，然后按摩导引，疏通他身体的关节经络以后，不要说什么大病，平时连小病都没有。他们身体很壮，能够飞檐走壁，所以这些孩子筋骨之所以那么好，就是按摩推拿锤炼出来的。正所谓"铁不炼不成钢，人不磨炼不健康。"

第三招，别吓着。因为孩子处于幼苗状态时怕惊吓，惊吓的孩子长不大。你看有些孩子晚上莫名其妙老哭闹；有些孩子很奇怪，把他抱到山里或者抱着去扫墓回来以后，病好几天。

尚志村有一个人说："我的孩子不能够抱出村，抱出村回来就得进房间。"为什么呢？孩子先天肾虚，你抱着他经过坟墓或者闹市，他被吓到，气就滞塞了，结果就感冒发烧，吃不下饭，两三天才能调过来。他孩子肾虚了，所以这时更不要受惊，因为惊恐伤肾。大家都听过一个惊弓之鸟的故事：离群的鸟，它听到弓箭声一下子就掉下来了。现在很多孩子一看到医生，腿一抖，抵抗力一下降，还没给他吃药，他就病倒了。

一些小孩子喜欢在背后吓人，我告诉大家，这是招病的。背后吓人或者看恐怖片都是伤肾的，有些孩子老长不大，因为他喜欢看恐怖片，自己

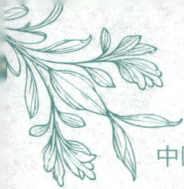

吓自己，自己伤自己，所以不是正能量的片子、阳光的片子，家长不能让孩子看。看多了呢，受了惊吓，肾伤了，以后长不大，长不强，长不壮。

为什么有些地区地震以后，那些金鱼养一年还是养不大，因为恐伤到了肾精，你喂什么它都不长。

六、五脏的通应

我们再接着看，五脏里的天地相通应，这一条很重要。我们的心跟太阳通应，像天上的太阳；肺呢？肺像天空；脾胃呢？脾胃是土壤中间；肝呢？肝是绿色植物，是树木；肾呢？肾是地下藏的煤矿资源、地下水。

所以五脏六腑与天地相呼应已经告诉我们，心要像太阳源源不断地布施光和热，所以要教孩子懂得去帮人，普及阳光。肺像天幕，如果这个地方环境污染，常常有沙尘暴或者雾霾，这个地方会有很多人患呼吸系统疾病，呼吸变差了，肺就不好。所以山清水秀养肺，阳光普照养心。那脾呢？脾胃是土壤，如果土壤老是地震，那上面的生物还能生存好吗？不能。所以脾要安住不动，一个人做事情要稳重，稳重以后养脾。所以浮躁的人脾胃好不到哪去，浮躁源于肝，性急则肝木妄动，木旺克土，所以稳重厚重的人脾胃好，吃粗茶淡饭、素菜都长肉，焦虑、紧张、不安的人吃大鱼大肉都不长肉。为什么？脾不好。经常地震，你说谁能够在那里安稳地生长。

我们再接着看，肝像绿色植物，所以一个地方绿色植物比较多，人去了心情都会比较好。平时旅游，要到山里、田野，能够疏肝解郁。

那肾呢？肾属水，水要封藏起来，水不能够浑浊。所以水清澈又能够封藏对肾好。如果一个地方地下水污染得厉害，这个地方患肾病的人会比较多。你看水污染重的，像很多石灰岩地质区域，肾结石患者特别多，他们最大的困扰就是肾结石，水垢污染。

好，我们接着看，想要身强体壮，要修两样东西：第一个是你身体的躯壳；第二个是你的心。

一辆车子能够使用多久决定于两个环节，第一，出厂的时候是不是合格；第二，到你手里的时候你怎么使用它。两个环节决定了你车子的寿

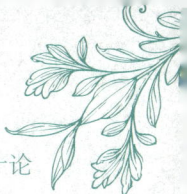

命和好坏。所以会开车加上你的车又是好车，就可以用很久。如果不会开车，就算你的车是好车，照样寿夭多病。如果不会开车，你的车又是坏车呢？那就早亡。如果会开车，你的车还是坏车呢，你可以修修补补，也能开很久。

所以中医认为，人的躯壳像车子，你的心态、心境就是开车的人，修身体和修心要双修，修心而不修身的话，你的身体不能真强壮，修身不修心，再好的身体都会被破坏掉。

那怎么修心呢？开车有三宝，这个学过的都知道。第一，不赶超，不超速，为什么呢？急能够伤心。第二，不疲劳，劳累会伤脾胃。第三，不分心，分心散乱的就会伤肾，不能专一。

最后一条，是《弟子规》的精华："勿自暴，勿自弃，圣与贤，可驯致。"就是说你身体再差，也不要自暴自弃。好的身体、圣贤的体魄都可以通过训练获得。怎么训练呢？就用今天讲的强心、肝、脾、肺、肾的三招，你对应这三招坚持练习，就可以成为身强体壮的人。

现场答疑

>> 1. 皮肤干燥像蛇皮

问：小孩皮肤干燥，就好像蛇皮一样，怎么办？

答：我们前段时间碰到一个皮肤很干燥的小孩子，我让他家里人用阿胶烊化成水给他服用，服用以后皮肤很热，皮肤干燥脱屑的症状就大为减轻。阿胶是用驴皮熬成的，滋润补血，血主润之，气主煦之，气是温暖的，血是滋润的，皮肤干燥呢，则燥者润之。

你看大地在两种情况下会干裂。

一种就是冬天被冻裂的，所以冬天手皲裂和冻裂的，孩子吃冰冻饮料导致的皮肤皲裂，你用滋阴法没效，还得用苍术、四君子汤去健脾，让他的裂缝愈合了。

所以冬天这种被冻裂的用普通的滋阴药没用，得用温阳药。春暖花开、四季回春以后，那裂缝自然会愈合了。所以冬天裂的厉害时，一般要温阳，要温暖。

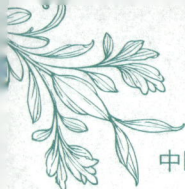

第二种，夏天裂的厉害。你看夏天一干，一两个月没下雨，地开裂了，庄稼都长不成了，这时你浇水都没有用，就是说你浇千勺万勺水不如天上下一次雨，一下雨，大地变滋润了，裂缝就吻合了。所以这时就可以用点麦冬、阿胶、沙参、玉竹之类能滋润的药，这个皮肤就愈合了。

所以不管哪种裂，它不外乎就是阴血不够和阳气不蒸，你要分清楚，阴血不够要早睡，阳气不蒸腾要早起运动。你运动发汗了，汗水一出，就可以滋润皮肤。晚上早睡，你的阴液又恢复了。

所以我们常说早晨早起是最大的补阳之法，晚上早睡是最大的补阴之法。阴阳一调，百病消。这种方法不仅可以治简单的皮肤干燥，而且还可以有效调理小孩子的各种常见病。

﹥﹥2. 一去幼儿园就感冒发烧

问：小孩开学一去幼儿园就感冒发烧，很奇怪，他去一两天就感冒发烧，回家调好了，再去，又感冒发烧，再回来，然后再去呢，又感冒发烧回来。阿姨讲她的小孙子去了三次幼儿园，今年三次感冒发烧，为什么呢？

答：孩子在幼儿园里有可能吃了生冷瓜果、吹了空调风扇，会让他抵抗力下降，抵抗力下降了，什么病都可能得。

所以要找出让他抵抗力下降的原因，把它排除掉，就好治了。我碰到过一例，在深圳，幼儿园里有个规定，孩子每天要吃一个苹果，所谓"每天一苹果，疾病远离我"。我说："要看人，如果你体寒，就消受不起。"结果那家孩子正好是体寒体质，一个苹果下去了，中午连饭都不想吃。

所谓的营养套餐是很有营养，但是你未必能接受得了。所以有的时候要看一下孩子的体魄，他如果没有那个体魄，他就扛不住。抵抗力的根源在于肾，在家里要帮孩子推拿按摩，然后运动锻炼，跑步，增强体质以后，抵抗力就增强了。

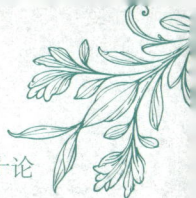

精彩回顾

- 一个人如果能够不间断、不夹杂、不怀疑，那天底下断无不可成之事啊！
- 穷已彻骨，纵有一分生机，饿死不如读死，学未惬意，仍需百般努力，文通即是运通。
- 今年笋子明年竹，少年锻炼老来福。
- 追求不生病，只是小目标；追求身强体壮，才是大目标。
- 强肺三招：深呼吸、干净的空气、不受凉。
- 强心三招：阳光、规律的生活、不受惊。
- 强肝三招：亲近大自然、戒怒、不胆怯。
- 强脾三招：七分饱、勤手脚、话要少。
- 强肾三招：早睡、按摩、别吓着。
- 人不是鞭炮，不能一点就爆。
- 窝囊、抑郁、委屈的，女的容易得乳腺炎，男的容易得乙肝，男女都容易得胆囊炎。
- 少吃多滋味，多吃少滋味，吃腻了就没滋味。
- 话说多，不如少，惟其是，勿佞巧。
- 凡道字，重且舒，勿急疾，勿模糊。
- 自暴，勿自弃，圣与贤，可驯致。
- 其在皮者，汗而发之。
- 体若燔炭，汗出而散。
- 早晨早起是最大的补阳之法，晚上早睡是最大的补阴之法。阴阳一调，百病消。

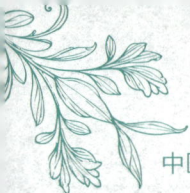

方药集锦

惊食症，脉涩，有瘀血：

- 用保和丸加元胡、川楝子、蒲黄、五灵脂，蒲黄加五灵脂叫失笑散。

小孩皮肤干燥像蛇皮：

- 阿胶烊化成水给他服用，燥者润之。

冬天被冻裂：

- 苍术、四君子汤健脾，可以把皲裂愈合。

夏天裂的厉害：

- 用麦冬、阿胶、沙参、玉竹之类的滋润药，皮肤就会愈合。

第十章

阳光论

今天讲小儿阳光论，我们前面讲了九论，这一论是大总结了。前面讲了孩子怎样不咳嗽，少发烧，少感冒，少积食，不懒惰，不躁动，其实这些问题归根结底就一个问题，小孩子怎样才能阳光成长？所以今天这个小儿阳光论适合于每家每户，每个孩子，每个年龄阶段，或者每种病疾。

一、快乐的心

我们古圣先贤讲"向上一路，千圣不传"，意思是获得成功的至关重要的诀窍，无法向人传授，这是心性功夫。以前有句名言说的非常好，它讲到"积极的心是太阳，照到哪里哪里亮；消极的心像月亮，初一十五不一样"。为什么那么多小孩子反反复复不停地生病，今天鼻塞，明天感冒，后天就闹肚子，因为消极的心，就像月亮初一、十五不一样。

那积极的心呢，像阳光。你看同样有积极的心，我带孩子们去翻山越岭，碰到下雨，我就鼓励他们像勇士一样，勇往直前，结果淋了半天的雨，回来一个喷嚏都不打，还很高兴，那姜汤一喝下去，说："曾老师，还有没有雨可以淋啊！"很开心。

妈妈们全部都愣住了，她们说："以前淋三分钟雨回家都感冒打喷嚏，怎么您带他们淋半天雨都没事？"你们有没有发现，你到外边去玩乐的时候，要么去漂流，要么泼水节，搞得满身都是湿水，结果回来一个喷嚏都不打，没事。相反，一考完试，或者紧张，或者一跟朋友吵架或者父母闹别扭，到外边吹一阵风就感冒，就头痛了。因为是心消极了，心一消极，抵抗力就下降；心一积极，一乐观，抵抗力就增强，所谓"乐一乐，

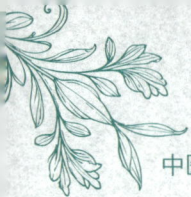

天堂坐一坐；忧一忧，地狱游一游"。所以乐是神治病，气是鬼索命。所以生气的时候就是病鬼来降低我们的抵抗力；而快乐的时候，就是你的正气、精气神出来的时候。

所以我向来很推崇一句话——不怕疾病大，就怕你身体正气差。身体正气一足，就像泼水节还有漂流的时候，搞得满身都是湿水，没事；正气不足，淋一阵小雨，就感冒了。"快乐的心是疗伤的圣药"，所以小儿阳光论第一条是要有快乐的心。

二、知足的心

我们再看第二条，将小儿比作幼苗，那么幼苗需要哪些条件才能健康成长？

第一，心态要阳光。因为积极的心态如同身体的阳光。保持快乐的心境，自然就能拥有阳光般的状态。

第二，要知足。有了阳光还不够，还需要肥料。什么样的心态能成为肥料？唯有知足之心。

你看同样两个小孩子，一个孩子在家里只能吃些炒饭、冷饭，菜也不多，但这个孩子的妈妈很会教育，她对孩子说："孩子啊，我们那个年代不要说这个饭，连粥水都喝不上，有这点饭吃很高兴哦。"听到这样的话，孩子深受感动和鼓舞，吃下去后抵抗力也变得很强。

另一家的孩子一直在吃大鱼大肉、山珍海味，却今天抱怨这道菜不好吃，明天说那道菜不合口味。由于不知满足而挑三拣四，导致营养虽好却消化不良，最终腹胀不适，甚至因积食而生病。

所以最好的肥料并不是追求营养的至高境界，而是将知足无求的心境放至最低。我观察古圣先贤时发现他们都有一颗知足的心，如果你的孩子能遵循这一规律，将来必定成才。

所以当你知足感恩时，清斋淡饭胜过山珍海味，营养自然充足。若不知足，即便是满汉全席也味同嚼蜡。我们婉婷画了一幅精彩的画作：一碗粥和一个笑脸，一碗饭配着赌气的表情。正所谓"宁吃开心粥，不吃皱眉饭"。人若心怀喜悦，喝粥也能获得充足能量；若是愁眉不展，再好的泰

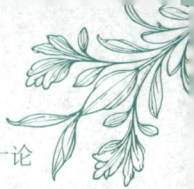

国香米也食之无味。

有大小两个橘子，大的橘子略带酸味，小的橘子则十分甘甜。知足者吃到大橘子时，会说"虽然有点酸，但这个橘子个头真大"；若尝到小橘子，则会说"这个橘子虽小，却格外甜美"。他们总能发现事物美好的一面。反之，不知足者尝到大橘子时只觉酸涩难忍，尝到小橘子时又嫌其个头太小。一旦抱怨，心气便随之低落；而懂得赞美与知足时，正气自然就会提升。

我为什么选择使用破旧的自行车和家具？那些别人搬家时弃置的物品，我都搬到农场给孩子当书桌。我甘愿住在老旧的房子里，为什么？因为我始终相信：淤泥尚能长出红莲，破旧的家具为何不能培养出圣贤呢？这便是知足常乐的道理。

三、惜福的心

幼苗成长过程中需要阳光和肥料，它还需要什么呢？还需要雨露，没有雨露浇灌，它也不会滋润。所以什么样的心是孩子的雨露呢？惜福的心。什么叫作惜福的心？测评孩子是不是知足惜福，看他对事物的态度。同样是一杯水倒掉半杯，有的孩子说幸好还有半杯，这个就是惜福知足的心。如果孩子说怎么只剩下半杯了，这种抱怨的心一出来，滋润他身体的雨露就减少了。

我们生活在这么好的时代，为什么有好多孩子都很调皮，学东西学不进去？因为缺了一份惜福的心。我告诉你，在网络不通畅、信息不发达的年代，很多文人志士反而学有出息。

我们五经富当地就有一个人，他偶然得到了半本医书，而且是别人借给他的，一年以后要还，他把半本医书从头到尾都抄下来，最后成为了当地的草医郎中。凭那半本医书就为病人治了一辈子病，他惜书如金，所以惜福者有福。他把这半本书当作宝典对待的时候，读起来收获很大。

有个学生问我："究竟读什么书好？是经典还是各家学说？"我就笑着跟他说："如果有惜福的心，各家学说都是经典；如果没有惜福的心，那经典都不如各家学说。"

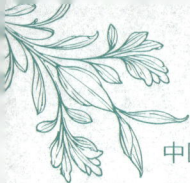

　　所以我向来不问你读什么书，但我会问你用什么心态读。你如果拿出吃书、啃书、敬书、爱书的心态去读书，就是普通的书你都可以读出不凡的收获。不然的话，你把国家图书馆所有书都买来放在家里，存在电脑里，你都照样读不出好书来。

　　所以说看一个人对待书的态度，可以知道他的知识和智慧的程度，这点很重要。以前我也抄过书，每当我发现同学手里有什么好书，我都奋笔疾书，我很会抄，所以我的抄功是你们难以想象的。以前上课我不需要别人录音，我可以一边上课一边写，完全是同步的。我可以做到老师讲课，我下面就"人肉录音笔"，我的手臂跟得上老师的嘴巴。

　　上次有一个在法国留学的博士，他会同声翻译，可以同步将法语翻译为中文，很厉害。我的笔可以跟上他的嘴巴，他说我比他还厉害。

　　我当时为什么能够练到这个地步，因为我对老师讲的话特别敬重，当你觉得老师讲的话是经典宝语的时候，你就会特别恭敬、认真、至诚。所谓"至诚感通，不诚无物"，你至诚以后，以前笨拙的自己就变得灵光无比。

　　所以说我没有特别的技巧，我告诉你别人传授的所有做学问的技巧，都不是绝技，都是弯路。所有的绝技都是弯路，但是至诚和惜福的心绝对是做学问的终极之径。

　　我现在还在持续不断地写书。有些人说我写的书已经有几十部了，可以收手了，衣食无忧了，这个确实很成功了，到大学里随便挂一个专家教授，已经是很风采了。

　　我说："不，我能够不断精进源于我有一颗惜福的心。"我怎么惜福呢？首先第一个感恩现在的国家，如果生活在以前乱世之中，没有心思去读书。所以思量战乱苦，太平就是福。

　　我为什么敢说我将来所做的一切都要奉献给国家，因为国家只要给我太平，不打仗了，我觉得我所有的成就都是国家的。古人有句话叫作"思量战乱苦，太平就是福"，又叫"宁做太平犬，不为乱世人"。你看太平时期的宠物活得比乱世中的人还要幸福，经常被人抱，三餐无忧。乱世中的人不知道什么时候脑袋就掉了。所以你一思量战乱的时候，你的心立马暖洋洋，我们这个时代太好了。

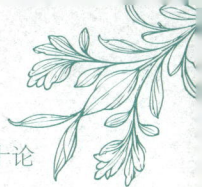

《菜根谭》上说："人生福境祸区，皆念想造成。"如果念存这个太平盛世很幸福，那你就会很感动，会产生巨大的力量。

我之前讲过，有一个女孩子天天吵着她妈妈要买新鞋，有一次她妈妈带她去超市，看到一个女孩子没有腿，她一怔，心想人家没有腿，有鞋都没得穿，而自己四肢健全，从此再也不让妈妈买新鞋了。所以这是思量别人残疾苦，妈妈能够含辛茹苦把你养得四肢健全，头脑发达，这个已经很幸福了。

什么是苦呢？只要不死，那就不是大苦。我说："除了死亡，就没有大的灾难。"碰到家里在外边做生意失败的人，那老人看了很会安慰人，说出去东山再起，又是一条好汉，你的人生度量就大了，不会怕失败。

我们有一次盖红薯窖，有一个孩子快盖好红薯窖了，一个不小心，就整个塌陷下去，觉得很郁闷。我就对孩子说："这个钱财、房子、车子你可能丢不起，难道一个红薯窖、一大堆泥你还丢不起吗？"所以说，窖倒了不可怕，但是你的心有了失败感很可怕，所以哪个孩子是不是人才，我一看就知道。

像爱因斯坦、爱迪生他们做实验，都是失败了几千次。然而，一旦他们成功一次，就能改变整个世界，光辉一辈子。

所以我常说，人生就是磨一把剑，你只要铁下心来做一件事，而且全心全意去做，你绝对是这个行业的专家。

鲁迅先生讲过，我们这时代之所以专家越来越少，是因为长时间甚至一辈子专心于一件事情的人太少了。如果小孩子能秉持这样的人生态度、乐观精神，那他还会有什么病苦，所以说病苦都不过就是你风餐露宿或者旅行途中的一些小插曲而已。

四、勇敢的心

你看这个花儿除了太阳照，给肥料，给过雨露后，还要松土。孩子要怎么松这个脾胃之土？你勇敢，气机才是通畅的，吃什么都容易消化；你怯懦，吹阵风你就会倒下。像古代什么人才可以称为勇者？那些勇冠三军、冲锋陷阵的人，他们背后会写一个"勇"字，代表行气很快速。所以

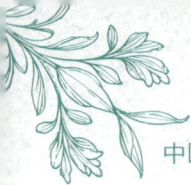

说碰到一些难事，后退不敢去担当的叫不勇、孬种。有一次我碰到路上一个人骑摩托车摔倒了，满脸都是血，我想都没有想，立马就冲过去，把他扶起来。然后其他人就指指点点地说："难道你不怕讹你吗？"

我就笑着说："相对于怕他讹我来说，我更怕的是我没有勇气扶起他。"古代有句话叫"见义不为非勇也"。在看到别人需要帮助时，你都不能挺身而出，你就是不勇；你如果没有这个勇气，你连别人讹你的委屈都受不了，你还算什么中国人。天塌下来都要扛，这才是真正的中国人。

为什么同样下雨，勇猛往前冲的不会感冒，站在那里害怕发抖反而生病。有的人喝杯小酒到外面就不受风寒，不喝点酒身体就不舒服。但是酒给你的勇气只是一阵子，你去利他，去帮人，这个勇气才可以贯穿一辈子。所以老师可以不用酒，却可以活得比很多借酒壮气的人还有勇气。

五、善良的心

我们再看第五条，善良的心，可以提供最适合鲜花绽放的温度。鲜花在隆冬能绽放吗？很难，它要温暖才会绽放，所以这时要用善良的心。

艾灸、棉衣、姜茶这些只能暖你一时的寒，而你的真善美、仁智勇可以暖你一辈子。所以要用仁智勇暖孩子，不要用威权。客家人有个老阿婆，她教的几个孙辈在五经富中学，那个女孩排第一。她也在心里疼孩子，但是家里的杂务都要让孩子干，干得身体很粗壮。要带孩子去砍柴、劈柴。周末孩子回来又是制作菜干，又做农活，样样都让孩子做，要磨炼他的筋骨。所以这个也是善良，这个最有温度，最适合孩子成长。

现场答疑

≫ 1. 小孩叛逆

问：小孩子叛逆，怎么办？

答：有些人说小孩子有叛逆期，其实你只要教育得当，小孩子可以一辈子平平和和不叛逆。小孩子叛逆最主要的一个原因就是小的时候德行教育缺失。小时候这个德行教育如果抓得好的话，孩子可以终生受益。

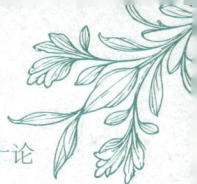

有句话叫"三岁看大，七岁看老。"怎么看呢？你去看只要孩子出现皱眉吊嘴巴的，你立马就要开始教了，你不教就完蛋了。我小的时候在家里看到来的客人抖腿，然后我也学着抖腿，我爸就拿筷子打我，他说男抖贫，女抖贱，不让我抖腿。所以从此以后我就再没有抖过腿。不要养成抖腿的习惯，抖腿像抽筋一样，像心性不安。以前叫心思不定，你去看那些沉迷于看相算命的人都有一个习惯，抖腿。

我到北川中学读书的时候，那时候流行一个字叫"帅"，还流行一个字叫"酷"，酷就是去模仿那些电视电影的角色，叹气，觉得很快意，有些人以叹气为美。然后我回家，在吃饭的时候叹气，觉得很舒服，老爸就用筷子打我说，叹什么叹，叹气是家里的不祥之音。

我告诉你什么人会叹息？亡国之君。"君不见一江春水向东流"，这些诗句虽然很美，但是我都不去记，我只记豪放的诗词。像那些叹息的，让人黯然伤神的诗词，年轻的时候要少读。

所以少不能读红楼，要读有勇气、勇悍的诗词歌赋，所以那一次以后，我再也没有叹气过。

小孩子为什么叛逆？就是那个火苗星刚冒头的时候，那家长没及时干预。你没来得及踩灭火苗，一下子变成大火了，你泼水都灭不了。靠棍棒打有用吗？没有用，归根结底你要从源上纠正。我们做家长的要比孩子更努力地学习，更努力地改变，要改变得比孩子还快，那孩子的叛逆慢慢就没了。

》 2. 手指脱皮

问：小孩两个手掌和手指老脱皮怎么办？

答： 这个是身体上的问题，如果是短暂性的脱皮，他可能有一些湿疹湿气，只要服用山药和薏苡仁粥就好了，山药可以润肤，山药里有很多黏汁，有滋润作用。所以老年人脱皮、起皮屑、干燥，冬天皮肤皲裂，你就熬浓浓的山药粥，一喝下去皮肤就滋润了。

但是为什么很多人喝了山药粥效果不太好？因为现在的山药已经不按时节来生长了。我们种的山药是不打农药的，到立冬那天自动就落叶子，到冬至以后藤蔓自动就会滑下来。而那些用化肥的山药一直在生长，等于

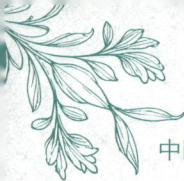

这样的山药没有冬天，等于睡觉的时候它还在长，没有封藏。但我们的山药就封藏了，所以我们的山药虽小，但是力量不小，它是顺着天地之道成长，所以这个吃少一点，身体都很好。现在很多食物都是催熟的，这一关没有过。

还有一条，脱皮老好不了，就是脾胃不好。中医叫作肺主皮毛，脾主肌肉，你看皮毛是不是长在肌肉上面，当你肌肉气血不够时，皮毛就会脱落。所以这样的孩子要么是懒动了，要么就是久坐，要么就是吃伤脾胃了，皮肤病难好。

你只要不懒动，不久坐而且又不吃伤脾胃，加上适当运动，手指脱皮就可以好过来。

精彩回顾

- 积极的心是太阳，照到哪里哪里亮；消极的心像月亮，初一十五不一样。
- 心消极了，抵抗力就降低，心一积极，抵抗力就增强，所谓乐一乐，天堂坐一坐；忧一忧，地狱游一游啊。所以乐是神治病，气是鬼索命。
- 宁吃开心粥，不吃皱眉饭。
- 如果有惜福的心，各家学说都是经典。如果没有惜福的心，那经典都不如各家学说。
- 人生就是磨一把剑，你只要铁下心来做一件事，而且全心全意去做，你绝对是这个行业的专家。
- 酒给你的勇气是一阵子，你去利他、去帮人，这个勇气才可以贯穿一辈子。
- 艾灸、棉衣、姜茶这些只能暖你一时的寒，而你的真善美、仁智勇可以暖你一辈子。所以要用仁智勇暖孩子，不要用威权。
- 做家长的要比孩子更努力地学习，更努力地改变，要改变得比孩子还快，那孩子的叛逆慢慢就没了。

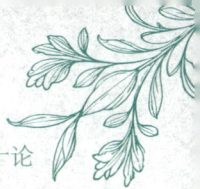

方药集锦

短暂性的脱皮：

- 服用山药和薏苡仁粥。冬天皮肤皲裂，就熬浓浓的山药粥，一喝下去皮肤就滋润了。
- 脱皮老好不了，就是脾胃不好。不久坐而且又不吃伤脾胃，加上适当运动，手指脱皮就可以好过来。